George Deffner
Ein Mann – ein Bauch

George Deffner

Ein Mann ein Bauch

Mein umfangreiches Leben
mit der Problemzone

Wunderlich

1. Auflage September 2009
Copyright © 2009 by Rowohlt Verlag GmbH,
Reinbek bei Hamburg
Satz Dolly PostScript (InDesign)
bei KCS GmbH, Buchholz bei Hamburg
Druck und Bindung CPI – Clausen & Bosse, Leck
Printed in Germany
ISBN 978 3 8052 0885 7

PROBLEMZONEN

VORWORT

Lieber Leser,

sagen Sie, lesen Sie dieses Vorwort wirklich als Allererstes? Machen Sie das immer so? Wirklich? Dann herzlichen Glückwunsch. Sie gehören einer kleinen, aber feinen Minderheit an. Kein Mensch tut das normalerweise.

Aber egal, wo Sie schon mal hier angelandet sind, darf ich Ihnen kurz beschreiben, was Sie auf den folgenden Seiten erwartet. Das heißt, jetzt wäre wirklich die allerletzte Chance, das Buch ungelesen wieder in den Verkaufsständer zu schieben oder auf den Stapel zurückzulegen, wo Sie es gerade weggenommen haben. Keine Angst, es nimmt Ihnen niemand übel. Nicht der Autor und nicht einmal dessen Ehefrau.

Also, ein dicklicher Mann mit Bauch schreibt über sich und seinen Alltag. – Das das soll interessant sein? Muss jetzt wirklich jeder über alles schreiben? – Ja, das muss sein! Denn wir etwas dickeren Ausgaben des *Homo sapiens* werden immer mehr. Und das, obwohl nur die wenigsten wissen, was genau in uns vorgeht ... mal abgesehen von den biologischen Verdauungsvorgängen und Ablagerungen im Fettgewebe.

Deshalb dieses Buch. Es versteht sich als Einladung zu einem kleinen Spaziergang durch die Gehirnwindungen eines Mannes mit Bauch. Ist Dicksein wirklich schlimm? Sind dicke Männer anders dick als Frauen? Wie tickt ein Dicker? Wie wurde er zu dem, der er ist? Und was wiederum isst er? Wie wird man so, und wie wird man das alles (und ihn?) wieder los?

Da spielen Befindlichkeiten und Empfindlichkeiten eine Rolle, was man so alles zu hören bekommt an guten Ratschlägen und schlechten Tipps. Und wir fahren Achterbahn quer durch die Gefühlswelt eines Übergewichtigen, der das Rauf und Runter am eigenen Leib erlebt – nicht nur beim Körpergewicht. Eine Expedition ins Innerste eines Bauchmenschen also, wie es ihn millionenfach auf dieser Welt gibt. Und gleichzeitig eine Reise in weitgehend unerforschtes Gelände.

Ich will Ihnen aber auch nicht zu viel versprechen: Ein Diätbuch halten Sie *nicht* in Händen, auch keine Anleitung zum perfekten Menschen in zwölf simplen Arbeitsschritten. Eher ein Drehbuch für ein Zwei-Personen-Stück, von denen eine immer gewinnt. Raten Sie mal, wen ich meine!

Wo wir schon von meiner Frau sprechen: Sie hat in diesem Buch ein gewaltiges Wörtchen mitzureden. Im Anschluss an jedes Kapitel folgt ein Kommentar von ihr zu dem, was ich zu sagen hatte. So wie ich meine Frau einschätze, wird sie schon bei diesem Vorwort ein PS anhängen!

Viel Spaß bei der Lektüre also – aber vermutlich kennen Sie ja schon alles. Weil Sie Vorworte immer als letztes lesen, stimmt's?

George Deffner   Ammerland, Juni 2009

PS der Ehefrau: Na, das geht ja gut los! Der Mann – mein Mann! – redet sich doch schon im Vorwort um Kopf und Kragen. Nur weiter so!

FITNESS
MIT F WIE FOLTER

Wo einem beim Joggen freundliche Massai-Krieger entge-
genkommen, von der Schönheit Delmenhorsts, warum
Apfelkuchen mit Sahne Heilungsprozesse beschleunigt, wie
man es schafft, immer die falschen Schuhe dabeizuhaben,
und weshalb Winston Churchill trotzdem recht hatte

Ich habe zwei wiederkehrende Albträume, einen Klassiker
und einen, sagen wir mal, neumodischen, ausstattungsfixierten Büro-Albtraum.

Im ersten tue ich, was ich im wirklichen Leben nie tue: Ich
laufe. Und laufe, und laufe. Andere Leute träumen, sie kämen
nicht vom Fleck, ich hingegen träume, ich dürfte nie wieder
aufhören. Der Schweiß rinnt mir von der Stirn, meine Füße
werden schwer und schwerer, junge, muskulöse Männer mit
ausgeprägten, nahtlos geölten Waden überholen mich, milde
lächelnd, und aus der Ferne kommen mir – hier vermischt
sich der Albtraum für eine kurze Weile mit *Out of Africa*, als
Meryl Streep in der Wüste eine ferne Staubwolke entdeckt –
seit ewig und drei Tagen rennende Massai entgegen. Und ich?
Ich möchte aufgeben und darf doch nicht.

Wo der Albtraum genau herrührt? Gut, Sigmund Freud
hätte wahrscheinlich eine weit klügere Erklärung, ich aber
denke, es liegt an meiner Frau. Sie möchte, dass ich Sport
treibe; sie träumt von einem durchtrainierten, auch noch
im fortgeschrittenen Alter muskelbepackten, laufenden,

schwimmenden, tennisspielenden, golfenden, radelnden Wundertier. Ich hingegen lebe nach dem Motto: No sports.

Und ich lebe gut damit. Mehr oder minder. Denn bisweilen ist meine Frau so ungehalten ob meiner vorwiegend sitzenden Lebensführung, dass sie unangenehm wird und mich zwingt, mir Vorträge über Herzverfettung und Bluthochdruck anzuhören. Die Arbeitsteilung sieht dann so aus: Sie doziert über den Zusammenhang von Übergewicht und frühem Tod – und ich schweige. Und träume (dies ist keineswegs ein Alb-, sondern mein Lieblingstraum) von einer geschlossenen Bürotür, hinter der ich am Schreibtisch sitze, ein kühles Glas Wein vor mir, *spiegel online* auf dem PC, und in der Glotze läuft nebenher ein alter *Tatort*.

Aber ich bin schwach. Und feige. Und friedliebend. Und zu dick. Also stimme ich am Ende derartiger Vorträge zu, vom nächsten Morgen an täglich um sechs Uhr das Haus zu verlassen. Im Jogginganzug, und nein, auch das verspreche ich hoch und heilig, nicht schlecht gelaunt. Ich verspreche, walken zu gehen. (Meine Frau hat natürlich weiter gehende Pläne, aber sie begnügt sich für unsere Vereinbarung in der Regel mit diesem Versprechen in der Hoffnung, dass mich in der frühen Morgenluft euphorisierende Gefühle ergreifen, ich rasend schnell Gewicht verliere, die Treffen mit unausgeschlafenen Hundebesitzern und manischen Joggern im Morgenrot als erfreuliche Form der Nachbarschaftspflege genieße und bald, sehr bald den Ehrgeiz entwickele, nicht nur walken zu wollen. Sondern zu joggen, zu schwimmen, zu radeln, zu golfen. Von einem solchen Mann träumt meine Frau.)

Ich verspreche das alles also und gehe am nächsten Morgen mit. Zum Walken. Na gut, wenigstens nicht Nordic Walken!

Das ist diese außerordentlich lächerlich wirkende Fortbewegungsart, bei der ältere Menschen, zu denen ich mich nicht zähle, mit Skistockspitzen Löcher in den Asphalt oder Waldboden treiben, um eine unübersehbare Spur zu hinterlassen, die von Bergwacht, Polizei und Feuerwehr im Bedarfsfall verfolgt werden kann, um die Herrschaften spätabends doch noch lebend aufzufinden – also eine Art moderne Variante von *Hänsel und Gretel*, allerdings ohne Brotkrumen. Da Nordic Walker von der Bekleidungsindustrie angehalten sind, grelle Neonfarben zu tragen, sind die Rettungsmannschaften meist nicht auf Brotkrumen angewiesen, die Suche ist ein Kinderspiel.

Meine Frau und ich tun es also ohne Stöcke. Dieses eine Mal, denke ich mir, werde ich das ertragen. Und bete, dass es am nächsten Morgen regnet, dass meine Frau auf Dienstreise ist oder dass sie doch bitte schön ganz plötzlich und unerwartet krank wird. Ja, selbst so etwas denke ich. Denn ich bin nicht nur schwach und feige, sondern auch ein schlechter Mensch. Aus Selbstschutz, selbstredend.

Da Gebete meinerseits so gut wie nie erhört werden, die meiner Frau aber so gut wie immer, treiben mich am nächsten Morgen ein hartes Schicksal und meine Frau aus dem Bett. Sie schweigt, blickt nur vorwurfsvoll und Böses verheißend drein. Und die Blicke, die sie meinem alten, grauen, seit Jahren nur während schwerer Grippeanfälle im Bett getragenen Jogginganzug gönnt, verheißen auch nichts Gutes. Wir walken los.

Die ersten zehn Minuten sind okay, dann wird meine Frau schneller. Ich verfluche sie. Ich schwitze. Ich keuche. Ich entwickele Hassgefühle. Es geht bergauf. Welcher Idiot hat eigentlich Hügel erfunden? Gibt es tatsächlich Menschen, die freiwillig auf Berge steigen? 3000 Höhenmeter in drei Stunden auf die Zugspitze rennen? Wer tut so was?! Und wieso habe ich damals zugestimmt, als wir von Frankfurt am wunderbar waagerechten Main ins Voralpenland gezogen sind? O Delmenhorst, o Stralsund, wie schön wäre es, inmitten von ebenen Flächen mit mehr als 100 Quadratmetern leben zu dürfen!

Meine Frau wird schneller und tut, was sie nie hätte tun dürfen: Sie lacht mich aus. Sagt: «Jetzt schleich doch nicht wie deine eigene Erbtante.» Das ist gemein, denn erstens sollte man ältere Mitbürger nicht beleidigen und zweitens: Ich habe gar keine Erbtante. Leider. Denn wenn eine solche bereits das Zeitliche mit ihrem Ableben und uns mit ihrem Geld gesegnet hätte, dann würde ich diese verdammt steilen Waldwege mit einem luxuriösen, vierradgetriebenen SUV erklimmen und nicht auf den verschlammten Gumminoppen meiner Sportschuhe aus den späten Siebzigern.

Die Demütigung wandelt sich in Wut. Ich würde meine Frau gerne nonverbal attackieren, trete aber, überaus diszipliniert, lieber gegen das Gartentor einer schmucken Villa. Es scheppert gewaltig Punkt 6 Uhr 35. Im ersten Stock geht ein Vorhang zur Seite, und ein hochroter Kopf erscheint – so viel zur frühmorgendlichen Nachbarschaftspflege. Ich werde dem unfreundlichen Herrn von nebenan irgendwann erklären müssen, dass ich mir nur kurz die Schuhe binden wollte an seinem schmiedeeisernen Portal, wobei er mir garantiert unangenehme Fragen stellen wird: «Seit wann laufen *Sie* denn im Jogginganzug durch die Gegend?» oder «Ich wusste gar nicht, dass Sie Sport treiben!» Tue ich ja auch nicht, der Sport treibt mich. Und meine Frau.

Auf der Flucht bedenke ich sie mit Schimpfwörtern, aus denen schnell recht originelle Flüche werden – und dann erreichen die schlechten Gedanken meinen Muskelapparat. Alle Maschinen stopp! Ich mag nicht mehr. Zwei Kilometer von dieser albernen Hetzerei in einem ausgeleierten Sweatshirt sind mehr, als ein schwergewichtiger Mann in Würde ertragen kann. Ab jetzt wird gegangen. Langsam und gesittet. Meine Frau schweigt, starrt auf die Straße.

Wir begegnen, was die Sache nicht erleichtert, jeder Menge Paare in unserem Alter, die einträchtig den Morgen genießen, vor dem Frühstück schon mal einen flotten Marsch hinlegen, selbstredend Hand in Hand, damit ihre Gesundheit, ihre Verdauung und ihre Liebe befördern, und mit federndem Schritt und einem freundlichen Lächeln an uns vorbeimarschieren. Nicht schlendern, wie es für die Tageszeit und unser Alter angemessen wäre, sondern marschieren. Besonders peinlich sind natürlich jene Pärchen, die uns von hinten kommend überholen. Zuerst hört man nur aus der Weite ein Gurren und Lachen, muntere Wortwechsel ohne jede Atemnot, dann kommen die Gesprächsfetzen näher und näher, bis die Glücklichen auf unserer Höhe sind. Ein netter Morgengruß von der Seite, dazu dieser fragende Blick «Na, warum so langsam unterwegs?» – und schon bereue ich mit allen Fasern meiner sauerstoffarmen Lunge, dass ich mich in diese blöden Fitnessklamotten habe hineinquatschen lassen. Die Tragödie eines nicht nur lächerlichen, sondern unsportlichen Mannes. Kommt noch hinzu, dass diese Paare – manche mit Hund, manche ohne – immer so glücklich aussehen müssen. Selbst die Hunde scheinen beim Vorübergehen zu grinsen.

Nicht so meine Frau. Sie wird tagelang sauer sein. Enttäuscht über mein Versagen. Dem Vortrag über Herzverfettung und frühen Tod (siehe oben) wird ein Vortrag über enttäuschte Hoffnungen und andere, besser aussehende Männer folgen. Aber: Ich habe wieder ein paar Monate Ruhe. Denn selbst die charakterstärkste Frau (und meine gehört unbedingt in diese Liga!) tut sich so etwas nicht öfter an.

Ich bin bisher nicht dazu gekommen, meinen zweiten Albtraum zu erwähnen, den ausstattungsfixierten Bürohorror. Kürzlich also las ich in der Zeitung, eine japanische Firma habe ein Laufband erfunden, das anstelle der Ablage am Kopfende, auf der In-Door-Jogger ihre *GQ* durchblättern, Platz für ein Notebook vorsieht. Kann mir jemand sagen, wie das gehen soll? Wie soll ein Mensch auf diesem albernen *Perpetuum mobile* des Grauens, diesen Endlosschleifen aus Gummi in schlechter Luft, joggen – und währenddessen seine zitternden Finger über der Tastatur schweben lassen in dem Versuch, einzelne Buchstaben zu treffen und auf diese Weise einen Brief an die Versicherung oder die Bank zu schreiben? Seit ich diese Meldung gelesen habe, plagt mich die grässliche Vorstellung, meine Frau könnte finden, dies wäre ein perfektes Weihnachtsgeschenk für mein Büro.

Das Weihnachtsgeschenk eines Freundes für dessen Frau wiederum hätte ich, wäre es mir von meiner liebenden Gattin geschenkt geworden, als persönliche Beleidigung empfunden. Die Gabe unterm Tannenbaum: ein Personal Trainer. Der kommt nun jeden Morgen ins Haus, wenn der Ehemann zur Arbeit geeilt ist. (Er trainiert übrigens in der Mittagspause in seinem Büro auf dem Laufband. Eine Entweihung der seriösen Büroatmosphäre ist das, wenn man mich fragt. Aber wahrscheinlich zieht er, wie seinerzeit in der Cola-Werbung, immer vorher und hinterher sein Hemd aus und zeigt sich den versammelten Sekretärinnen mit nacktem Oberkörper. Meine Sekretärinnen würden, wenn ich welche hätte, zweifelsohne lieber für ein anständiges Gehalt für mich arbeiten. Striptease als Bonus – das hätte ich nicht nötig.)

Aber zurück zum Personal Trainer. Die beiden, also der Trainer und die Ehefrau, gehen täglich in den Wald, rennen, turnen, stretchen. Und was man sonst noch so alles im Wald tut, wenn der Ehemann bei der Arbeit und der Trainer ein laut Jobbeschreibung durchtrainierter Schönling ist. Man kann seine Ehe auch billiger ruinieren.

Meine Frau hat auch einen Personal Trainer. Glücklicherweise hat sie sich den ausgesucht, der auch Heidi Klum in Bewegung hält. Er turnt vor, und meine Frau turnt nach, immer die Figur von Heidi im Kopf. Und wenn ich mitmachen würde, müsste Seal vermutlich die Body-Vorlage für mich abgeben. Egal, der Trainer von Heidi und meiner Frau sieht jedenfalls sehr durchschnittlich aus. Viel besser aber: Er lebt in den USA und ist nur auf DVD erhältlich.

Meine Abneigung gegen Sport und mein Leiden daran sind fast so alt wie ich selbst. Ihre ideale Verkörperung fand diese Abneigung in all meinen Sportlehrern. Sie waren durch die Bank seltsame Typen. Die meisten kombinierten ihr Fach, in dem es keine Schulaufgaben zu benoten gibt, mit einem Lehrfach wie Erdkunde oder Englisch oder Ethik – wahrscheinlich, um mehr Zeit zu haben, ihre Schüler zu quälen. Die eine Sorte hatte ihre Sporthose bis unter die Achseln gezogen und brüllte wie auf dem Kasernenhof herum, wenn es galt, für kurze 45 Schulminuten zehn Bänke, fünf Kletterstangen, vier große und zehn kleine Matten sowie acht Kästen in die Halle zu zerren, nur um diese nach wenigen Minuten wieder abzubauen, weil Auf- und Abbauzeit die gesamte Unterrichtsstunde verschlungen hatten.

Spezialist auf diesem Gebiet war mein jahrelanger Sportlehrer K., den ich aus gutem Grund nur mit abgekürztem Nachnamen der Unvergänglichkeit übergeben will: Ich habe noch heute Angst vor ihm. Gut vorstellbar, dass er selbst mit seinen inzwischen vielleicht 80 Lebensjahren noch immer genauso aggressiv und übergriffig ist wie damals in den Sechzigern. Der ihm völlig ausgelieferte Zögling George D. jedenfalls durfte ihn in Englisch und Sport genießen. Wobei die Schulfachbezeichnung «Englisch» in seinem Fall hätte abgeändert werden müssen in «Verständigungsversuche mithilfe nicht näher identifizierbarer Lautmalerei»: Lehrer K. war ein Urbayer und als solcher nicht in der Lage, sein sicher genetisch erworbenes Idiom auch nur ansatzweise abzulegen. So beglückte er die Klassen der Unterstufe mit angeblich englischen Sätzen, die hier nur hilfsweise phonetisch nachempfunden werden können: «Ai kuddnt rait a lätta, bikohs ai wos so bissi wiss mei ixkörschn präpäräschns.» Angeblich sollen heute, rund 50 Jahre später, einige seiner ehemaligen Schüler noch immer freiwillig Englisch-Nachhilfe bekommen.

In Sport machte sich K. einen Namen als knallharter Ausbilder. Eine falsche Bewegung am Reck, ein falscher Griff an den Ringen – und schon hatte man nicht nur blaue Flecken vom darauffolgenden Sturz, sondern auch von seinen vehementen Knuffen und Remplern. Und ich bin sicher, der Begriff «Barren» für Schläge gegen das Schienbein stammt keineswegs aus dem Reitsport, wo mit blitzschnell hochgezogenen Holzlatten gegen die Läufe edler Vierbeiner vorgegangen wird, sondern hundertprozentig von der Keile, die es bei Lehrer K. setzte, wenn man am Barren eine schlechte Figur abgab. Will sagen: Dieser Mann hat alles drangegeben, mir jede Lust an Leibesertüchtigung, an gezielter und gesteuerter Bewegung, an Sport und Turnen zu nehmen. Sehr erfolgreich, wie man mir leider ansieht.

Die andere Sorte Sportlehrer, die ich fast noch weniger mochte, waren diese jungen, gestählten, braungebrannten Typen, die im Alter ältere, gestählte, braungebrannte Typen blieben. Alle Mädchen standen auf sie, weil sie locker und fit waren. Ich war mit 15 weder locker noch fit, allerdings dünn wie ein Hänfling. Aber gegen die Konkurrenz von blonden Sport-Referendaren in sehr kurzen Adidas-Shorts über langen, schlanken Männerbeinen kam ich nicht an. Und so hasste ich alle meine Sportlehrer mit Inbrunst. Mit dem Ergebnis, dass ich auf dem Gymnasium in Turnen die Niete und in Sport der faule Hund blieb, der ich bereits auf der Grundschule gewesen war.

Das hatte schon früh meine Eltern auf den Plan gerufen. Mein Totalausfall an so formschönen Sportgeräten wie Sprossenwand oder Seil machte vor allem meinen Vater nervös. Das Kind sollte turnen und nicht heulen, fand er – und so steckten sie mich in eine abendliche Turngruppe. Ein schwerer Fehler. Nun hasste ich nicht nur meine Morgen, sondern auch meine Abende. Für die Vormittage gab es allerdings später auf dem Gymi (so hieß das wirklich!) die segensreiche Erfindung des Attestes.

Eine frühe, aber intensive Einarbeitung in den Pschyrembel, das Fachwörterbuch der Medizin, das bei der Mutter eines Freundes auf dem Schreibtisch stand, versetzte mich in die Lage, überaus glaubwürdige Bestätigungen meiner Eltern beizubringen. Das Wichtigste: Die Krankheit, die mich nach Ausweis der (selbstredend selbst verfertigten) Atteste leider davon abhielt, am Sportunterricht teilzunehmen, musste schleichend und schwer zu diagnostizieren sein. Poröse Knochen etwa oder schwache Gelenke, gern auch ein aggressiv frühzeitig heraufziehender Altersdiabetes oder ein seltener Darmvirus asiatischer Herkunft, der bei allzu großer körperlicher Anstrengung mitten in der Turnhalle zu Spontanreaktionen übelster Ausformung zu führen drohte. Das riskierte kein Turnlehrer – weder die Kommissler noch die Mädchenschwärme.

Im Gegensatz zu Turnhallen und Fitness-Studios sind Tennisclubs ein Paradies für Nicht-Sportler. Man sitzt bequem auf der Terrasse, führt angeregte Gespräche und kann sehen, wie sinnvoll Sport für denjenigen sein kann, der ihn ausübt. Ich verbrachte viel meiner freien Zeit als Schüler auf dem Tennisplatz – oder besser gesagt: am Rand von Tennisplätzen. Allein schon, um die Regeln dieses Sports zu erlernen: Bei 40 zu 15 in Punkten und 5 zu 4 in Spielen standen zum Beispiel die Chancen gut, dass die ausnehmend hübsche Brünette, der ich zuschaute, gleich als Siegerin vom Platz gehen würde. Und dann Zeit für mich hätte. Auch vor der Damen-Umkleide warten lernen heißt siegen lernen.

Mein Vater hatte es vermutlich nicht nötig, Frauen am Spielfeldrand anzubaggern. Er war in seinen jungen Jahren ebenfalls groß und schlank gewesen, und sogar noch auf den Fotos meiner Kindheit pflegte er sein Haar mit Gel zurückgekämmt zu tragen, wie es in den fünfziger Jahren üblich war. Stichwort Brisk – für all jene, die sich noch an den Begriff «Frisiercreme» erinnern mögen. Mag sein, dass er damit auch seine Windschnittigkeit erhöhen wollte. Er spielte Handball, oder besser: Er spielte hervorragend Handball und konnte nicht verstehen, warum sein Sohn auf so traurige Art und Weise anders war als er.

Da er als aktiver und erfolgreicher Sportler in unserem Heimatort bekannt war wie ein bunter Hund, war es allein schon ein Problem, mit ihm spazieren zu gehen. Alle fünf Meter erkannte man ihn, man begrüßte sich, hielt ein wenig Konversation – und kam nicht vom Fleck. Ganz schlimm wurde es, als mir meine Eltern zum zehnten Geburtstag einen Hut schenkten. Den musste ich dann jedes Mal artig ziehen, wenn man Freunde oder Bekannte traf, also ständig. Ich hasste den Hut, ich hasste den Sport an sich und ich hasste folgerichtig alle Lehrer, die mir die Türen zu dieser Welt aufstoßen wollten. Mein Vater und ich haben darüber leider wenig gesprochen – er war Handlungsreisender und selten daheim. Als ich elf Jahre alt war, starb mein Vater – an einer Thrombose. Übrigens infolge einer Sportverletzung.

23 Millionen Deutsche treiben regelmäßig Sport, knapp die Hälfte von ihnen in Vereinen. Ich gehöre nicht dazu, wie der geneigte Leser ja inzwischen mitbekommen haben dürfte. Allerdings trage ich auf meine Weise zu Sportstatistiken bei: mit meinen Sport-Unfällen! Ich weiß, das klingt so, als habe jemand regelmäßig eine Fischvergiftung, der nie Meeresfrüchte isst. Aber auch wer keinen Sport treibt, weil er zu dick ist, und zu dick ist, weil er keinen Sport treibt, der muss sich ab und zu bewegen.

1,3 Millionen Sportverletzungen werden jährlich bei den Krankenkassen gemeldet. Dem deutschen Beitragszahler entsteht so ein volkswirtschaftlicher Schaden in Höhe von rund 1,6 Milliarden Euro. Dass diese Summe Jahr für Jahr erschreckend anwächst, daran ist, genau genommen, meine Frau schuld, wer sonst? In Abständen von einigen Monaten versucht sie, mir ein schlechtes Gewissen einzureden, und nötigt mich, meine Schwäche nutzend, zu Selbstversuchen. Gleiches geschieht auch im Urlaub, etwa im Skiurlaub. Reden wir über einen exemplarischen Fall vor etwa sechs Jahren. Damals in Alpbach in Österreich.

Ein schönes, altes Hotel mit viel Tiroler Holz, drei Speisezimmern mit allabendlichem Fünf-Gänge-Menü, Sauna und Dampfbad, Cocktailbar, Minibar und Kuchenbar – alles, was ein vernünftiger Mensch zum Erholen braucht. Was ein vernünftiger Mensch *nicht* braucht, sind zwei etwa zehn Zentimeter breite Holzplanken unter den Füßen, diese Füße wiederum eingeklemmt in zwei enge, die Zehen wundscheuernden, den Spann umklammernde Klumpschuhe, dazu Kälte und Nässe, Nebel und stundenlanges Warten an überfüllten Liften, aberwitzig teures Skigondel-Fahren mit redseligen, toupierten Arztgattinnen aus dem Ruhrpott oder rauchenden Teenagern, kalte Fingerspitzen, eingefrorene Fußspitzen, einen schweißnassen Rücken unter Thermokleidung, Muskelkater in den Oberschenkeln und so fort – sagte ich schon, dass ich nicht gern Ski fahre? Und erwähnte ich schon, dass ich das seltene Talent habe, meinen alljährlichen Sportunfall unmittelbar und zwangsläufig immer am ersten Tag eines Urlaubs zu produzieren?

Nun mag man annehmen, das sei schnöde Absicht – wer sich schnell ins Krankenbett verabschiedet, kann auf dem Feld der Sportler-Ehre weniger versagen. Aber dem ist nicht so. Ich gebe mein Bestes, ehrlich. Also miete ich Skier (die Investition in ein eigenes Paar lohnt sich bei einem aussichtslosen Fall wie mir nicht wirklich!), fahre gutwillig mit dem Lift auf den Berg, steige oder besser schlingere hinaus auf die Piste – und? Genau: falle hin. Und zwar unglücklich. Andere Menschen fallen, richten sich wieder auf, schütteln den Schnee ab, klauben ein paar Eisbrocken aus dem Kragen und fahren weiter. Ich falle ... und habe einen verstauchten Knöchel. Ein angeknackstes Steißbein. Einen verdrehten Knöchel. Ein angerissenes Band. So weit die negative Seite des Themas Skiferien.

Die positive sieht so aus: Das Unfallopfer muss im Hotel bleiben. Für Rekonvaleszenten gibt es den Jagertee nicht auf der Piste, sondern im plüschigen Aufenthaltsraum, wo die Kindergruppe gerade auf farbigen Spielzeug-Xylophonen «Dornröschen war ein schönes Kind» einübt, was den Heilungsprozess nur minimal fördert. Das Bein gut gekühlt und hochgelegt, einen Apfelkuchen mit frischer Sahne vor mir und neben mir die neuesten Ausgaben von *Stern*, *Spiegel*, *Focus*, *auto motor und sport* und *Auto Bild*. Meine Frau bemitleidet mich; sie fürchtet, mir sei langweilig. Wenn die wüsste.

Der Sommerurlaub am Chiemsee ein Jahr später begann mit einer Goodwill-Aktion meinerseits: mit dem Wechsel von der Aussichtsterrasse am Tennisplatz nach jenseits des Maschendrahtzauns. Aufs Spielfeld. Gut, mein Schatz, in diesem Urlaub spiele ich Tennis!

Alles war optimal. Ein Centre-Court mit Ausblick auf den See. Bilderbuchwetter, milde Luft, neue Tennisschuhe, ein knapp, aber doch noch sitzendes T-Shirt mit Schlankmacher-Längsstreifen, die Shorts aus dem letzten Jahr passen auch noch, der von Freunden geliehene Luxusschläger liegt traumhaft in der Hand, *new balls*, alles perfekt. Nichts, aber auch gar nichts spräche dagegen, ein paar Bälle zu schlagen, fand meine Frau. Ich nickte und fügte mich. Zehn Minuten später hatte ich ein gebrochenes Kahnbein. Die angehechtete Boris-Becker-Rolle klappt eben doch nur, wenn Boris Becker sie ausführt!

Das daumenseitig gelegene *Os scaphoideum* ist einer von acht Handwurzelknochen. Trotz seines hübsch klingenden lateinischen Namens kann der kleine Knochen verdammt wehtun, wenn man zwei Teile aus ihm macht. Und diese Chance ließ er sich in meinem Fall nicht nehmen!

Wer sich wie ich an jenem Tag, mit vollem Einsatz, Eindruck schindend, mit all den Kilos, die ich so herumschleppe, hinter einem Ball herwirft, wer dann ausrutscht, stürzt, fällt und sich abstützt, der hat, wenn alles schiefgeht, ein gebrochenes Kahnbein. Und die Folgen kennt man ja: die Hand gut gekühlt, einen Apfelkuchen mit frischer Sahne vor mir und neben mir die neuesten Ausgaben von *Stern*, *Spiegel*, *Focus*, *auto motor und sport* und *Auto Bild*. Und meine Frau ging joggen. Ein wenig besorgt, ein wenig verbittert, allein. Und ich hatte meine Ruhe. Fast, denn mit nur einer Hand in Magazinen zu blättern ist auch ganz schön anstrengend.

Unser Urlaub in der Toskana begann am ersten Tag mit einem Unfall. Wir hatten Räder gemietet, wobei es erstaunlich war, dass die italienischen Verleiher auch Modelle mit verstärktem Rahmen und größeren Satteln bereithielten. Das Auf und Ab der Hügellandschaft erinnerte mich fatal an daheim, aber ich war gutwillig und saß auf. Nach etwa 500 Metern brach ein Pedal ab. Leider trat ich mit voller Kraft nicht ins Leere, sondern in die Metallstrebe, an der das Pedal angebracht war – und schnitt mir die Wade auf. Schwere Verletzung, viel Blut auf italienischen Straßen und eine bleibende Narbe. Konnte ich was dazu? Nein. Zum Glück gab es in der Nähe einen Kiosk mit deutschen Zeitschriften.

War noch was? Na klar: Ich kann aufwarten mit zahlreichen Quetschungen des Ischiasnervs, die einer langen, ausgiebigen Bettruhe samt Lesestoffs bedurften, mehreren Sprung-, Knie- und Schultergelenksverletzungen sowie schmerzenden Füßen. Immer wenn ich wandern soll, habe ich die falschen Schuhe an. Immer. Ich bedauere das sehr. Wenn meine Frau mich fragt.

Im *Stern* war kürzlich zu lesen: «Aktiv sein ist beim Gewichthalten wichtiger als beim Abnehmen.» Das hat mich beruhigt, denn da ich selten abnehme, ist es offenbar auch nicht so fatal, dass ich nicht aktiv bin. Und mein Gewicht halte ich auch so – oben. Die Erklärung, warum Bewegung so wichtig sei, lautete wortreich und bedrohlich: «Im Laufe einer Diät justiert sich der Stoffwechsel neu. Weil der abgespeckte Mensch nun weniger Masse warm halten muss, kommt er mit kleinen Portionen aus. Der tägliche Kalorienbedarf fällt umso geringer aus, je mehr Muskelgewebe durch die Abnehmkur verschwunden ist. Deshalb ist Bewegung so wichtig. Muskeln regen die Verbrennung an, sie sind hochaktive Kalorienkiller.» Es sei aber nie zu spät, verlorenes Gewebe zurückzugewinnen, heißt es weiter, Krafttraining, aber auch Rudern bauten Muskelmasse wieder auf.

Für mein Gefühl klingt das alles rätselhaft: Je mehr ich abnehme, desto mehr Muskelgewebe verschwindet, das ich dann wieder aufbauen muss? Da muss ein Denkfehler vorliegen, Leute! Die wenigen Muskeln, die ich habe, will ich behalten. Warum sollte ich erst abnehmen, dabei Gewebe verlieren – und das dann mit Rudern, der stupidesten aller Sportarten, wieder zurückholen? Wenn das im Umkehrschluss heißt, Schweinebraten hält warm und fit, dann weg mit den Hanteln und her mit dem Schwein.

Wobei ich zugeben muss: Vor etwa sechs Jahren habe ich es tatsächlich versucht. Ich hatte mich aufgemacht auf den Weg in die Hölle. Freiwillig. Tagelang hatte ich Entschlusskraft gesammelt und angehäuft, meinen freien Willen beschworen, mein Innerstes befragt, ob ich das alles wirklich auf mich nehmen wollte – und dann, dann war es so weit: Ich bin zu einem Fitness-Center gefahren und wollte mich ernsthaft anmelden. Für einen Schnupperkurs. Wohlmeinenden Lesern, die nach so vielen Seiten Lektüre mein Seelenleben schon ein wenig einschätzen können, wird der Gebrauch des Wörtchens «wollte» sofort ins Auge gesprungen sein. Es stimmt: Es kam nicht dazu. Denn ich begegnete Marc und Pattie.

Die Betreiber von Fitness-Centern müssen meiner Meinung nach immer Marc und Pattie heißen. Oder Bob und Charly (weibl.). Oder Ron und Mel. Bei Vornamen wie Erwin und Irmgard bekommen Eltern vermutlich schon bei der Geburtsanzeige auf dem Standesamt mitgeteilt, dass Kinder mit solchen Namen nie im Leben ein Kraftstudio eröffnen dürfen. Egal, Marc und Pattie betrieben damals jedenfalls einen der angesagten Fitnesstempel in der nahen Großstadt.

Und eines Tages kam eben ich zum Schnuppern ... was man wörtlich nehmen darf, denn schon im Eingangsbereich empfing mich ein Geruch von scharfem Essigreiniger. Na gut, scheint sauber zu sein, der Laden, dachte ich noch, als Pattie den Ankömmling bereits erspäht hatte. «Hi!», rief sie mir entgegen. In Fitness-Centern ist das die offizielle Begrüßung. Ein «Hallo!» oder noch schlimmer «Hallöchen!» würde den geborenen Loser schon vor dem ersten Wortwechsel verraten.

Mit einem ebenfalls lässigen «Hi!» ließ ich also den Vollprofi raushängen, was auch bestens funktionierte. Ja, ich wollte gerne mal gucken, nein, ich war noch nie da, ja, ich würde vor allem den Bauch wegkriegen wollen und was für meinen Muskelaufbau tun, nein, meine Kondition sei miserabel, wissen Sie, ich hab's nicht so mit Sport, ha, ha. – Die letzte Bemerkung kam gar nicht gut an. Pattie schwieg. Ich hatte schon Angst, dass sie sich gleich zum Mikro der Haussprechanlage hinunterbeugen und mit kräftiger Stimme eine Durchsage starten würde: «Hier ist einer, der hat's nicht so mit Sport!» Woraufhin sich schätzungsweise vier Wachmänner in weißen T-Shirts und weißen Hosen und weißen Sportschuhen mit jeweils drei weißen Streifen drauf auf mich werfen würden, um mich zu einem stählernen Butterfly zu zerren und dort meine Arme mit Lederriemen festzubinden. Und dann würde sicher Pattie dazukommen und mich anbrüllen: «Na, was sagst du? Du, der du es nicht so mit Sport hast. Dann zeig doch mal, was du draufhast!» Und ich würde dann kräftig die Arme gegen das Gewicht der Stahlflügel stemmen und sie zusammendrücken und wieder loslassen und wieder drücken und so weiter – bis sie 14 Tage später vielleicht mal wieder nach mir sehen würden!

Es kam ganz anders. Pattie zog nach zwei Sekunden doch noch die Mundwinkel nach oben und sagte süßlich: «Dann wollen wir das mit dem Sportdefizit mal ganz fix ändern, nicht wahr?! Momentchen, ich rufe nur schnell unseren

Marc.» Das Momentchen war wirklich nur ein solches. Ganze 20 Sekunden später stand ein Wesen aus einer anderen Welt neben mir: größer als ich, was ich überhaupt nicht gewohnt bin; dünner als ich, was durchaus öfter vorkommt; und verdammt gut aussehend, was ich gar nicht leiden kann in meiner direkten Umgebung. Marc taxierte mich nur kurz, dann war ihm der Fall offensichtlich klar: Körperlich ein hoffnungsloses Wrack, aber vielleicht ist ja finanziell noch was zu holen. In den kommenden 30 Minuten übernahm er die Vormundschaft über mich.

Die Besichtigungstour quer durch die Schreckenskammern des Studios war eindrucksvoll und rief in mir Erinnerungen an meinen Besuch des Tower of London hervor, nur dass hier noch wirklich Gefangene an ihre Folterinstrumente gekettet waren. Das Seufzen, Stöhnen und Ächzen war ohrenbetäubend. Und zwischen den gepeinigten Seelen immer wieder Antreiber im Outfit des Centers, die den armen Teufeln den Weg zum Ausgang verstellten. Ich sah Schweiß rinnen, ich schnupperte ihn sogar, und ich hörte, wie die Einpeitscher sich untereinander in einer martialischen Geheimsprache verständigten: «Chin-ups», «Curls», »Squats», «Tubes», «Max-Contracts» und «Shrugs», schrie es von überall her – es war furchtbar. (Meine Frau versicherte mir zwar am nächsten Tag, mit diesen Wortfetzen seien höchstens ein paar Klimmzüge, Kniebeugen, Gummibänder oder Dehnübungen gemeint gewesen, aber das kann sie anderen erzählen, nicht mir! Ich habe es mit eigenen Augen gesehen!)

Nach der Tour zwang mich Marc auf einen Stuhl neben dem Empfang. Ich ließ mich willenlos fallen. Mit einem harmlosen «Na, wie fandest du unser Angebot?» eröffnete er das brutale

Verhör. Und noch bevor ich losstottern konnte von wegen «Ach ja … ich weiß nicht …», fixierte er meine Körpermitte und meinte: «Da muss mächtig was weg, hm?» Ich wusste genau, was er meinte, auch wenn mir die exakte Tötungsmethode noch nicht klar war, die er mir angedeihen lassen wollte. Langsames Verhungernlassen auf dem Walkmaster? Dehydrieren in der Sauna? Totrütteln auf dem Riesenshaker? Plötzlich ging alles Schlag auf Schlag. Marc redete und redete, und es ging nur noch um mich. Mich, das Opfer. Um meine Statur, meinen Bauch, meine Muskeln, meine Haut, meine Kondition, meine Ausdauer, meine Kraft, meine Biographie, meine Absichten, meinen Zeitaufwand, meine Möglichkeiten, meine Wünsche, meine Drei-Jahres-Mitgliedschaft, meine Kontoverbindung … Moment mal!

Marc war wirklich schnell. Aber ich war noch schneller. Und zwar draußen. Die Panik machte es möglich! Im Rückspiegel sah ich noch, wie er mit Pattie zusammen kopfschüttelnd am Eingang stand. Schade eigentlich, denn diese Pattie war nicht ohne. Aber man muss auch verzichten können – gerade, wenn man es ernst meint mit dem Abnehmen.

Wenn mich Freunde fragen, warum ich keinen Sport treibe, verweise ich wie alle Leidensgenossen natürlich auf Winston Churchill. Der britische Premier – eher klein, eher dicklich, dem Alkohol nicht abgeneigt und ohne Zigarre nie anzutreffen, aber mit einem Nobelpreis für Literatur ausgestattet. Winston Churchill also soll auf die Frage, wie er es geschafft habe, 90 Jahre alt zu werden, geantwortet haben: *No sports.*

Zugegeben, die richtigere Frage wäre gewesen, wie er es geschafft habe, sich nicht täglich dafür rechtfertigen zu müssen, übergewichtig und unbeweglich zu sein. Allerdings hatte der Mann wahrscheinlich das Privileg, sich als Held einer siegreichen Weltkriegsnation nicht mit solchen Petitessen befassen zu müssen. Ich persönlich kann nicht mit Kriegserlebnissen und gewonnenen Schlachten aufwarten, habe keine militärische Vorbildung in einer Eliteschule, keine Offiziersausbildung in Sandhurst und keine Flucht aus einem Gefangenenlager der Buren zu bieten. Auch rauche ich nicht und trinke keinen Whisky. Im Übrigen halte ich den großen Churchill bei näherer Betrachtung für einen Verräter an der gemeinsamen Sache. Tatsächlich nämlich ist strittig, ob er dieses *No sports* jemals gesagt hat, ob dieses rettende Bonmot für überzeugte Bewegungsverweigerer tatsächlich von ihm stammt. Historiker behaupten, tatsächlich habe er gesagt: «Keine Stunde, die man mit Sport verbringt, ist verloren.» Ich weiß nicht, wie meine Frau es geschafft hat, diese Historiker ausfindig zu machen und zu bestechen.

Too much sports ist bekanntlich auch nicht gesund. Im Internet habe ich auf einer Webseite folgenden Dialog gefunden.

Den Startschuss gibt eine anonyme Fragerin mit Namen «Kleine A»:

«Hallo! Also mittlerweile weiß ich echt nicht mehr weiter. Ich MUSS einfach jeden tag sport machen! Und ist das nicht der fall, hab ich keine ruhe, so heut! Vormittag ging es nicht, wetter ist schlecht, und ich sitz hier und bin total nervös, hippelig, unruhig, schau dauernd ausm fenster, bin schlecht drauf, ich glaub, ich zitter sogar bisschen. Mein erster tag seit wochen ohne sport. Is das normal?»

Kann mir persönlich nicht passieren, einer besorgten «Biene 88» aber schon:

«Hallöchen, das problem hatte ich auch, das ist total schlimm, wenn man mal einen tag kein training gemacht hat, man fühlt sich dann so komisch/versager. Ich hatte im sommer mal 'ne zeit, da bin ich jeden tag dreimal eineinhalb stunden gelaufen, und irgendwann wollte ich das ganze dann viermal machen. Und noch 'ne tour Rad fahren und 300 situps. Mach dich nicht so abhängig von sport!»

Dreimal eineinhalb Stunden Joggen plus Radfahren plus *Situps*? Wann essen diese Leute? Offenbar gar nicht. Denn der Ratschlag von Biene 88 an Kleine A geht so weiter:

«Das ist das gleiche wie beim essen, wenn du es schaffst, drei tage lang nichts zu essen, und am vierten tag dann eine kleinigkeit isst, kommt prompt das versagergefühl.»

Drei Tage lang nichts und am vierten eine Kleinigkeit? Geht ja auch nicht anders, bei dem zeitlich fordernden Sportpensum. Biene hat das aber überwunden, habe ich dann gelesen. Ich bin froh, dass ich gar nicht erst irgendwelche Anzeichen dieser Suchtproblematik entwickelt habe.

Immerhin 800 000 Deutsche sollen sportsüchtig sein. Interessanterweise unterscheiden Mediziner stoffgebundene und nichtstoffgebundene Suchtarten. Drogen und Alkohol sind logischerweise stofflicher Art, Sex, Spiele, Internet oder Sport nicht stofflich. Wenn man es so nimmt, bin ich eher der stoffgebundene Suchttyp: *auto motor und sport*, den Kfz-Anzeigenteil einer großen deutschen Tageszeitung, einen guten Krimi oder ein Sachbuch über amerikanische Filme – darauf fahre ich ab. Sport als Sucht? Wie funktioniert das denn? Angeblich produziert die Sucht negative Auswirkungen im sozialen und beruflichen Umfeld sowie «negative gesundheitliche Effekte, die trotzdem nicht dazu führen, dass man den Sport dann reduziert». Das weiß die Sportmedizinerin Petra Platen. Sicher weiß sie auch, wie man die Gesundheitsschäden vermeidet. *No sports.*

Hatte ich schon erwähnt, dass ich drei Kinder habe? Kinder sind nett, sie sind wunderbar, ich bin gerne Vater. Allerdings erfülle ich das klassische Rollenbild eines guten Vaters nicht. Gute Väter, moderne Väter sind jung und sportlich, sie ernähren sich gesund, gehen mit den Söhnen kicken und bladen, surfen und boarden. Moderne Väter verbinden die Klischees von einst (zelten, nachtwandern, Pfeile schnitzen) mit den Erwartungen von heute: Gespräche, Verständnis, Vater-und-Sohn-Turniere im Sportverein, Vater-und-Tochter-Mannschaften beim Schulsporttag.

Wenn die Einladung zum alljährlichen Abschlussfest im Sportverein meiner Söhne kommt, suche ich im Kalender panisch nach einer Dienstreise. Wenn meine Kinder mich fragen, ob ich mit ihnen auf der Wiese vor dem Haus Fußball spiele, signalisiert mein Gesicht: «Och, Schatz, tut mir wirklich leid, aber ich muss dringend ...» Meine Kinder kennen das alles schon – das Resultat ihrer Anfrage ebenso wie das dazu passende Gesicht. Auch ein Weg, sich unglaubwürdig zu machen.

Inzwischen fragen sie nicht mehr. Unser Vater macht keinen Sport, sagen sie manchmal traurig, lassen die Schultern hängen und ziehen als soziale Außenseiter um die Ecken der Nachbarshäuser. Und sie wünschen sich, als Kinder ebendieser Nachbarn geboren zu sein, die nichts anderes zu tun scheinen, als zu reiten, zu schießen, zu rennen und baden zu gehen. Möchte wissen, womit die alle ihr Geld verdienen. Ich tippe auf Mafia. Oder Erbschleicherei. Oder beides.

Um mein Versagen als moderner Vater zu kompensieren, gehe ich mit meinen drei Kindern bisweilen ins Hallenbad. Ungern, das gebe ich zu, denn wenn zwei Dinge nicht zusammenwachsen sollten, dann sind dies mein Körper und eine Badehose.

Allerdings: Fett treibt oben. Also schwebe ich, den Körper bis zur Brust unter Wasser im Erwachsenenbecken, so vor mich hin und erbiete mich zur Aufbesserung meines Images regelmäßig, für Pommes und Cola zu sorgen. Das kann ich. Turmspringen kann ich nicht. Sollte ich auch nicht, meint der Bademeister. (Nein, Entschuldigung, das ist jetzt wirklich übertrieben, nur um eines billigen Effektes willen! Kein Bademeister im ganzen Landkreis hat mir je den Sprung vom Einer, Dreier, Fünfer oder Zehner untersagt – aber meine Kinder glauben das nach wie vor!)

Kein gutes Verhältnis habe ich in der Vergangenheit auch zu den Wasserrutschen in diversen Spaßbädern und Badeoasen aufbauen können. Das Resultat ist und bleibt peinlich: Papa tappst auf klitschnassen Stufen mit seiner munteren Kinderschar nach oben und verstopft dann mit seiner Leibesfülle den wasserumspülten Lift abwärts. Es liegt nicht am Durchmesser der Plastikröhren, die bieten oft Platz für zwei Ottfried Fischers nebeneinander. Nein, es ist eher die Physik mit ihren vermaledeiten Reibungs- und Adhäsionskoeffizienten, die aus dem Nass-Spaß ein wässriges Desaster machen. Denn Oberschenkel und Pobacken saugen sich, von einer magischen Kraft angefeuert, an der Innenseite der Röhren fest, die nachstürzenden Flutbäche, die eigentlich als Schmierfilm zwischen Körper und Tunnelwand dienen sollen, stauen sich hinter einem, nichts geht mehr. Gemeinhin ist schon vor der ersten Rechtskurve Schluss mit lustig.

Jetzt geht der Budenzauber erst richtig los. «Hinlegen! Flach machen!», brüllen ganze Heerscharen von Kids hinter einem. Bloß weil sie Angst haben, dass ihre 3-Stunden-Karte abläuft, ohne dass sie noch einmal in die Röhre schauen, geschweige denn rutschen dürften. Okay, wir machen uns flach, und mit «wir» meine ich meine Unter- und Oberschenkel, Hüften und Po, Rücken und Hals, Hinterkopf und Selbstbewusstsein. Auch wenn sich die Bauchdecke mit den nassgekräuselten Körperhaaren im Liegen noch immer trotzig gen Himmel reckt – flacher geht's nun wirklich nicht! Trotzdem, die Rechtskurve will und will nicht näher kommen. Hinter mir droht die Situation zu eskalieren. Die vor sich hin tropfenden Ungeheuer schreien wild durcheinander. Meine Ohren sind gottlob voll Wasser, sodass ich rein akustisch nicht mehr unterscheiden kann zwischen gut gemeinten Tipps und nicht so gut gemeinten Flüchen. Dahinter schämt sich meine eigene Brut in Grund und Boden und leugnet standhaft, den dicken Mann da vorne in der Röhre jemals zuvor auch nur gesehen zu haben. Toller Badespaß! Super Fun-Day in der Therme! Mein ganz persönliches Waterloo will kein Ende nehmen.

Um der Geschichte dann doch noch ihre tragische Komponente zu nehmen: Irgendwann habe ich mich befreien können mithilfe ziemlich bescheuert wirkender Bewegungen, die – hätte der Bademeister sie gesehen – garantiert mit einem Hausverbot für die kommenden fünf Jahre sanktioniert worden wären. Etwa 120 Meter weiter und zehn Meter tiefer spuckte mich schließlich der Plastikwurm erleichtert in sein flaches Zielbecken aus. Ich kann und mag mich nicht mehr erinnern, ob die Umstehenden tatsächlich Beifall klatschten – wir sind uns jedenfalls alle seitdem nicht mehr wiederbegegnet.

Wenn besorgte Freunde oder auch psychologisch geschulte Bekannte dann und wann meine Kinder fragen, ob sie darunter leiden, dass ihr Vater ein wenig älter, ganz schön dicker und auch etwas langsamer und behäbiger sei als die meisten anderen, dann bleiben sie höflich. Dann sagen sie: Dafür geht er manchmal mit uns ins Kino. Oder: Er ist aber sonst sehr nett! Oder: Passt schon, dafür meckert er nicht so viel wie die Mama, wenn wir Computer spielen. Oder: Er ist halt kein typischer Macho-Vater. Ich bin dankbar für diese nachsichtigen Antworten, immerhin haben wir sie ja auch lange genug eingeübt.

Was ich bislang vergaß zu sagen: Meine Frau und ich ziehen grundsätzlich bei der Kindererziehung an einem Strang. Dazu gehört die Maxime, dass jedes unserer Kinder – zur Förderung der Allgemeinbildung und der Sozialkompetenz – ein Instrument spielen und mindestens eine Sportart ausüben muss. Bei den Instrumenten reagieren die Kinder so: Geübt wird nicht oder nur nach Anwendung elterlichen Zwangs, protestiert dagegen regelmäßig; allerdings stellen sich nunmehr, nach Jahren der Sklaventreiberei durch meine Frau und mich, erste Erfolge ein. Man erkennt die eine oder andere simple Melodie, und bei den Vorspielen in der Musikschule kommen meine Kinder auch nicht mehr regelmäßig als Erste dran, weil sie die Jüngsten, Unerfahrensten oder Untalentiertesten sind, sondern mittlerweile treten sie kurz vor Schluss der Veranstaltung auf. Was den Nachteil hat, dass man als hingebungsvolles Elternteil auch bis zum Schluss sitzen bleiben muss.

Warum ich das erzähle? Weil zu Bildung und Ausbildung unserer Kinder, wie gesagt, auch die Leibesertüchtigung gehört. Merkwürdigerweise betrieben alle drei diese freiwillig. Sie gehen zum Fußball, zum Reiten, zum Tennis und zum Volleyball. Gerne. Irgendetwas kann also mit den Forschungsergebnissen von Gregor Johann Mendel nicht stimmen. Da heißt es doch (wenn meine Allgemeinbildung okay ist), dominante Erbanlagen setzen sich durch. Ich bin ein dominanter Typ, das weiß jeder, der mich kennt, aber ich hasse Sport. Wieso mögen meine Kinder Sport? Ein misstrauischer Typ bin ich eigentlich nicht, aber vielleicht sollte ich doch mal gelegentlich einen Vaterschaftstest machen. Oder noch besser: drei.

Neulich habe ich einen Aufsatz gelesen, der den ungewöhnlich intelligenten Titel hatte: «Männer sporteln anders, Frauen auch» – wohl eine Folge der Mario-Barth-isierung unserer Lesekultur. «Männer sind größer und schwerer», stand da zu lesen, «sie haben mehr Muskelmasse und weniger Körperfett.» Das muss man natürlich relativ sehen. Im Vergleich zu, sagen wir mal, Madonna oder Kate Moss habe ich sicherlich mehr Körperfett. Muskelgewebe mache bei Männern im Schnitt 40 Prozent des Körpergewichts aus, stand da, und Fett 15 Prozent. Bei Frauen ist das Verhältnis 30 Prozent Muskeln und 25 Prozent Fett. Was heißt das? Werden Frauen deshalb schneller dick? Ich kann das, meine Privatstatistik als Grundlage nehmend, empirisch nicht bestätigen. Frauen seien beweglicher, flexibler, ausdauernder, belastungsfähiger als Männer, behauptet eine Sportwissenschaftlerin. Männer dagegen seien leistungsorientierter; sie gingen eher an ihre Grenzen.

Ich finde, das sind Klischees, die überkommene Rollenbilder auf ärgerlichste Weise bestärken. Ich will keiner dieser Machos sein, die ständig mit ihrer Leistung protzen und siegen wollen. Wahre Gewinner ziehen ihr Selbstbewusstsein nicht aus dem ewigen Wettkampf eitler Platzhirsche. Im tiefsten Inneren meines Wesens bin ich eine moderne Frau: hoher Anteil an Körperfett, emotional belastbar, intellektuell flexibel, beim Essen und Trinken ausdauernd. Männer sporteln anders? Ich auch!

Kommentar der Ehefrau

Hübsch berichtet, das alles. Und es klingt auch oft so harmlos.

Aber die Wahrheit ist: Dieser Mann schwitzt schon, wenn er eine Kiste Wasser aus dem Auto ins Haus trägt.

Wer sich so wenig bewegt, so viel sitzt oder liegt, wer so langsam geht wie eine Schnecke und beim Gehen auch noch schnauft wie ein Pferd, der müsste eigentlich von selbst den inneren Drang verspüren, an sich zu arbeiten. Es geht ja nicht nur um Körperfett und um körperliche Ästhetik, es geht um die schiere Vernunft! Warum kann dieser Mann, mein (!) Mann, das nicht begreifen?

Maßvolle Bewegung und maßvolles Essen könnten auch ihm ein leichteres, gesünderes, längeres Leben verschaffen.

Aber mit Appellen und Ratio kommt man ja bei ihm nicht weiter, es ist zum Heulen.

Unverständlich ist aber auch, dass ihm so gar nichts fehlt! Sport macht glücklich! Dieses Gefühl, sich zu verausgaben, dem Körper etwas Gutes zu tun, Frust und Müdigkeit auszuschwitzen, gut auszusehen und sich ohne Scham auszuziehen – das muss doch verlockend sein. Aber die Fähigkeit, dieses Glücksgefühl zu verspüren, fehlt ihm offenbar genetisch.

Na ja, gehe ich eben mit unserem netten Nachbarn laufen und mit meinem extrem gut aussehenden Kollegen bergwandern. Sport hat ja auch eine soziale Komponente. Und tschüss!

DIE ANGST VOR DER
VERLUSTANGST

Wieso die Schwerkraft unfair ist, was Wurstwaren aus Niedersachsen alles anrichten können, von der hohen Kunst des folgenlosen Ankündigens, den Vorteilen einer One-Day-Diät und wie ich der Kubakrise leckere Aspekte abtrotzen konnte

Der Eindruck trog, aber für kurze Zeit machte er mich glücklich: Ich surfte mal wieder im Internet, denn in dieser sitzenden Tätigkeit lässt sich meine ausgeprägte Weltläufigkeit am besten mit meiner intellektuellen Neugier verbinden – und ich stieß auf ein Werbebanner. Direkt über dem Slogan der Weight Watchers «Ihr Weg zum Wunschgewicht» fand sich eine Autowerbung. Und für einen kurzen Moment sah es so aus, als gehörten die beiden zusammen.

Mit dem Auto auf dem Weg zum Wunschgewicht, dachte ich, was für eine innovative Idee ... Vielleicht enthält das Auto Massagesitze, die die Po- und Rückenmuskulatur anregen? Oder Massagegurte, die auf langen Strecken den Bauch attackieren und die Fettverbrennung erhöhen? Vielleicht befinden sich in diesem Weight-Watcher-Auto Hörkassetten mit suggestiven Texten, die etwa auf einer Dienstreise von Nürnberg (Rostbratwürste) nach München (Schweinsbraten) die Seele mit leisen, feinen, von zarter Frauenstimme gesprochenen Worten davon überzeugen, dass nur Salat und Wasser glücklich machen? Vielleicht hat das Auto spezielle Liegesitze, auf denen sich Kalorien abbauender Weight-Watcher-Sex besonders einfach bewerkstelligen lässt? Dieses Auto muss her!

Denkste. Alles war wie immer: Die Diät-Könige aus Amerika wollten, dass ich eine Dauer-Hungerkur unter sozialem Gruppendruck absolviere, was in meinem Wachtraum vor dem PC in etwa so aussah: «Was? Hat unser böser Georgie schon wieder gesündigt und zu viel Schokolade gegessen? Der böse George soll sich mal ein Beispiel an Helga und Inge nehmen! Helga, Inge – auf die Waage! So ist es brav! 286,5 Gramm weniger als letzte Woche! George, wenn du nicht bis zum nächsten Treffen mindestens fünf Kilo abgenommen hast, musst du mit der dicken Helga und der dicken Inge zusammen ein Wellness-Wochenende in Bad Orb verbringen!»

Und die Autowerber wollten, dass ich ein Auto kaufe. Nun ist es so, dass ich schon drei Autos habe. Eines für Fahrten mit den Kindern, eines für den Sommer, eines für den Winter. Meine Frau hat zu meinem 50. Geburtstag den legendären Satz in die Welt gesetzt, ich würde sie zum Glück nie verlassen, weil ich mich niemals würde entscheiden können, welches meiner Autos ich für die Flucht wählen sollte.

Damit hat sie recht. Erstens kann ich weder auf das Sommer- noch auf das Winterauto verzichten, denn bis der Klimawandel sich endgültig Bahn gebrochen hat, wird es garantiert noch einige Winter und Sommer geben, die als solche erkennbar sind. Zweitens würde ich nie laufen, sondern immer nur fahren, aber das geht nicht – jedenfalls nicht mit mehreren Wagen gleichzeitig. Und drittens gibt es für eine Flucht aus meiner Ehe keinen Grund. Noch nicht. Auch wenn meine Frau regelmäßig ankündigt, ich müsse spätestens ab heute Diät machen, sonst verlasse sie mich. Noch ist sie da. Und weil das so, kann die Diät warten. Jedenfalls bis morgen.

Wie die meisten Menschen habe ich ein gestörtes Verhältnis zum Abnehmen. Die Griechen, die das Wort erfunden haben, meinten damit eine «bestimmte Lebensweise», und die besteht laut Duden aus «Krankenkost, Schonkost, auf die Bedürfnisse eines Kranken, Übergewichtigen o. Ä. abgestimmte Ernährungsweise». Das alles betrifft mich nicht; Fettleibigkeit mag eine Krankheit sein, aber leicht Übergewichtige wie ich sind da gar nicht erwähnt.

Außerdem bin ich Konsumkritiker. Echte Konsumkritiker wissen, dass die meisten Diäten mit dem Erwerb teurer Spezialprodukte oder dem Besuch teurer Wochenendseminare verbunden sind, von teuren Abnehmkliniken gar nicht zu reden. Diäten sind wie Scientology-Kurse für den Körper: erst zahlen, dann einer Ideologie hinterherrennen. Die Weight Watchers zum Beispiel halten damit gar nicht hinter dem Berg: «Neben einer Darstellung des Konzepts inklusive Tabellen und BMI-Rechner werden Erfolgsgeschichten erzählt und die eigenen Produkte vertrieben», steht bei ihnen auf der Homepage. Eigene Produkte? Vielleicht eine Gruppenwaage für die Gruppentreffen? Wenn man es genau nimmt, bin ich außerdem ein perfekter Weight Watcher. Ich *watche* mein *weight*, während es wächst. Das sollte doch auch gelten.

Es geht auch andersherum: erst abnehmen und dann bezahlt werden. Funktioniert leider auch nicht – außer bei der Show *The Biggest Loser* mit Katarina Witt vielleicht. Wochenlang saßen dort dicke Menschen in einem Haus bei Budapest zusammen (kann man in Ungarn besonders gut abnehmen?), das die leicht euphemistische Bezeichnung «Hazienda» bekommen, aber nicht verdient hatte, und nahmen ab. Um die Wette. Also so eine Art Dschungelshow XXL mit leib-haftigen Prüfungen. Jeweils das Team, das weniger abspeckte, musste alle sieben Tage einen der Ihren heimschicken. Am Ende dieser Aktion, inklusive weiterer sechs Monate in heimischen Gefilden, wurde der «größte Verlierer» ausgezeichnet: Er hatte in der Tat mehr als 50 Prozent seines dreistelligen Ausgangsgewichts abgenommen. Er musste zwar sein Foto im Pass erneuern lassen, konnte dies aber sicher mit der Siegprämie in Höhe von 100 000 Euro locker finanzieren.

Warum bietet mir eigentlich niemand so viel Geld, nur um meinen Bauch nicht mehr sehen zu müssen? Andererseits: Würde ich ihn für 100 000 Euro wirklich verraten und verkaufen? Ihn einfach so verlieren, nur des schnöden Mammons willen? – Natürlich nicht. Aber die Frage stellt sich ja leider auch nicht wirklich.

Wie es der Zufall so wollte, wurde ich zu dem Projekt *The Biggest Loser* als Berater dazugebeten, für zwei kurze Tage vor Ort. Also ab in den Flieger und auf die Hazienda, mitten rein ins echt pralle Leben. Das Produktionsteam war ausgesprochen freundlich, Kati Witt und ich freuten uns über das unerwartete Wiedersehen, und der Job ließ sich locker an. Draußen vor dem Haus und im großen Fitnessraum schwitzten und fluchten die Kandidaten. Sie kämpften hörbar gegen ein ganzes Bataillon von inneren Schweinehunden an. Und auch wenn eine Hazienda eigentlich von Lavendel und Zitronenbäumchen umgeben sein sollte – rein geruchstechnisch fühlte ich mich eher an die Umkleideräume meines alten Gymnasiums erinnert. (Der geneigte Leser wird verzeihen, dass ich ihm einen Zeitsprung von mehr als 40 Jahren zumute, aber seit diesen Jugendtagen habe ich entsprechende Etablissements erfolgreich gemieden!)

Ich stand also plötzlich inmitten einer Schar von sehr wichtigen, aber auch sehr übergewichtigen Menschen, die bei meinem Anblick ganz offensichtlich alle dieselbe Frage bewegte: Gehört der zum Technikteam oder ist er Ersatzkandidat? Keine gute Ausgangsposition für einen unbeschwerten Business-Trip. Ich machte das Beste daraus und ergab mich in mein Schicksal. Selten habe ich mich unter meinesgleichen so unwohl gefühlt. Dick und Dick gesellt sich gerne? Absoluter Quatsch! – Unter den Dicken ist der nicht ganz so Dicke König? Käse! – «Komm, George, bei dir ist es doch gar nicht so schlimm!» – Ach ja? Und warum muss ich mir dann so einen Satz anhören?!

Noch abends im Hotelbett hatte ich das Keuchen und Hecheln der joggenden Massenbewegung draußen am Rande der Puszta im Ohr. Und über die Bettdecke kroch die Angst, dass gleich statt der üblichen Schäfchen springende Hängebauchschweinchen zum Zählen einladen. Außerdem kam mir beim Umdrehen auf der knallharten Matratze mein Bauch häufiger als sonst in die Quere. Kurz und gut: Der Abschied fiel mir nach den zwei Tagen nicht schwer. Ich flog ab – was nicht einmal die chronisch unterbesetzte Security-Schleuse am internationalen Flughafen Budapest verhindern konnte.

Monate später durfte ich der *Süddeutschen Zeitung* entnehmen, dass Kati Witt offiziell wahnsinnig gesund lebt und sich nie wiegt. Bis auf den ersten Punkt haben wir da viel gemeinsam. Allerdings verzichte ich auch auf die «Formula. Shakes von Herbalife», die sie sich in der Werbung als Pulver ins Joghurt mischt. «Ich habe alle Geschmacksrichtungen in

der Küche stehen und wähle ganz spontan meinen Lieblings-
geschmack aus.» Leider – für Kati – sagte aber auch die Er-
nährungsberaterin bei *The Biggest Loser*, man nehme mit
diesen nicht gerade billigen Diät-Shakes genauso schnell ab
wie wieder zu. Das Zeug sei echt ungesund und fördere den
Jo-Jo-Effekt: abnehmen, um wieder zuzunehmen. Diät fatal
also, für viel Geld.

Alle Welt versucht abzunehmen. Wer so bleiben will, wie
er ist, hat einfach noch nicht begriffen, dass das nicht geht.
Ja, mehr noch: Er stellt offenbar die menschliche Entwicklung
an sich infrage. Alles ist im Fluss. Nichts darf bleiben, wie
es war. Im Ernst, es ist eine merkwürdige Sache mit dem modernen Menschen unserer Hemisphäre: Er isst im Übermaß,
weil er es sich leisten kann, zerstört und vernichtet dafür
überschüssige Lebensmittel, während auf der Südhalbkugel
immer noch täglich Tausende den Hungertod sterben. Und
sein Übergewicht garniert er mit der kollektiven Sehnsucht
nach dem Klischee vom Leben und dem Körper eines Massai
im Afrika des 19. Jahrhunderts: sparsam, naturnah und erd-
verbunden das Leben, drahtig, durchtrainiert und von na-
türlicher Schönheit der Körper.

Das kann nicht gehen mit Fast Food, TV-Food und Moleku-
lar-Küche. Kaum jemand nimmt sich Zeit zum Kochen oder
Essen, die Zahl der selbst zubereiteten Mahlzeiten und die der
selbst zubereiteten Produkte geht rasant zurück, und wer gesund leben will, betrügt sich mit ein paar Bio-Produkten von
Aldi, die er zwischen die Fertig-Gnocchi und die Sauce bolo-
gnese im Glas in den Einkaufswagen schmuggelt. Mein zivi-
lisationskritischer Versuch, gesund zu leben, beschränkt sich
zum Beispiel darauf, dass ich das «Mixed-Prinzip» verfolge:

Man darf ruhig auch viel Ungesundes, Fettes oder Süßes essen, sollte es aber damit nicht übertreiben und Gesundes wie Kalorienarmes dazwischenschieben. Zu mehr reicht meine tägliche Energie nicht aus.

Und so passiert es: Gestern, Abendeinladung bei uns daheim. Meine Frau bereitet oft vier Gänge zu. Das macht sie gern, sagt sie, zumal wenn Gäste kommen, die sie beeindrucken will. Also esse ich: Petersilienwurzelsuppe an gerösteten Äpfeln, Wintersalat mit Avocado und in Chili und an mit Kreuzkümmel marinierten Möhren, Huhn in Rotwein mit Kartoffeln, Ziegenkäse, Wein, mehr Wein, dazu Weißbrot. Tut man das, bevor man schlafen geht? Nein. Weiß ich das, weil ich ein erwachsener Mann bin? Ja. Fühle ich mich heute gut? Beschissen, ehrlich gesagt. Die Gäste wahrscheinlich auch. Beeindruckt, aber übernächtigt, weil sie mit vollem Bauch nachts wach gelegen haben. Wie machen das eigentlich die Spanier? Ich habe gelesen, die gehen erst gegen Mitternacht aus. Essen die dann morgens um drei ihre Hauptmahlzeit? Oder die Franzosen. Croissants mit Butter, Milchkaffee, Foie gras, Pasteten, Rotwein, Käse. Warum sind nicht alle Franzosen fett? Nicolas Sarkozy ist Franzose, er ist klein und schlank. Ich bin Deutscher, ich bin weder klein noch schlank. Ich bin auch nicht mit einem singenden Model verheiratet, das größer ist als ich. Vielleicht hält das Monsieur le Président fit: dass er immer mit seinen kurzen Bubenbeinen neben Carla Bruni herrennen muss, um Schritt zu halten?

Ich versuche abzunehmen, seit ich etwa 30 bin. Als sehr junger Mann war ich rank und schlank, frühe Fotos zeigen mich an der Grenze zur juvenilen Magersucht. Außerdem bin ich recht groß, was früher auch einigen Eindruck auf Frauen machte: jung, dunkel, schlank und gut gewachsen. Ich musste mir also nicht viel Mühe geben, ein paar freundlich-interessierte Blicke zu ernten. Aber nach der Ausbildung – allein der mehrfache Studienplatzwechsel hielt mich in Bewegung, und Bewegung verbrennt bekanntlich überflüssige Pfunde – nahm ich mit Ende 20 eine weitgehend sitzende Tätigkeit am Schreibtisch einer Zeitung ein. Von dieser in jeder Beziehung folgenschweren Entscheidung sollte ich mich nie wieder erholen.

Es ist ja bekanntlich so, dass das Alter an sich, wie Loriot gern sagt, eine Zumutung ist. Das Ärgerliche am Alter ist in meinen Augen indessen, dass es die unfaire und physikalisch schwer erklärliche Begleiterscheinung hat, die Schwerkraft zu verstärken. Seit ich älter werde, grauer und auch irgendwie kleiner, haben sich mein Alter und mein Gewicht zu einer physischen und psychischen Beschwernis summiert. Und mein Bauch hängt. Nach unten. Unschöne Sache.

Da ich noch nicht an jenem Punkt der Verzweiflung Schröder'scher Ausprägung angekommen bin, wo ich mir eine unscheinbare, bewundernde, blonde, aber vor allem junge Frau nehme und zu Wella Naturbraun greife (zumal meine Frau mir beides nie verzeihen würde; sie mag meine überschaubaren restlichen schwarzen Haare, und blond ist sie selbst), bleibt nur die Konzentration auf die Pfunde. Frage ganz nebenbei: Bekommt man eigentlich immer noch eine Gegendarstellung aufgebrummt, wenn man der Versuchung erliegt, sich der Färbung (Tönung?, optischen Täuschung?) des Haupthaars unseres Exkanzlers zu widmen?

Wie gesagt, leicht übergewichtig bin ich, seit ich 30 wurde. Und älter werde ich auch ungefähr erst seit diesem Zeitpunkt.

Davor war ich schön und unsterblich, wie alle jungen Männer mit zu viel Testosteron und ohne Ehefrau. Das mit der Ehefrau konnte ich lösen, den Testosteron-Schwund habe ich verwunden, und an der Unsterblichkeit arbeiten wir noch.

Die meisten Männer *wollen* ständig abnehmen; Frauen *tun* es. Ununterbrochen. Sehr lästig. Meine Frau zum Beispiel ruft regelmäßig: «Huch! O Gott! Ich bin zwei Kilo über meinem Idealgewicht, das ich halte, seit ich 16 bin. Mir passen die Hosen nicht mehr, in denen ich zur Abiturfete gegangen bin. Hilfe, ich bin fett! Die nächste Woche gibt es nur Joghurt und Salat.» Was rufe ich? «Ach Gott, ich bin 22 Kilo über meinem Idealgewicht. Da macht ein Tag mehr mit zu viel Bauch auch keinen Unterschied. Ich nehme ab. Demnächst. Wie wäre es ab Silvester? Immerhin ist doch schon März.»

Dieser Unterschied dürfte einer der wesentlichen Punkte dafür sein, warum sich Frauenzeitschriften seit Jahrzehnten so gut verkaufen. Neben den immer gleichen Schmink- und Modetipps gibt es regelmäßig pro Jahr ein, zwei, drei Hefte mit Abnehmtipps. «Fasten mit Keira Knightley» – «In zehn Minuten zur Traumfigur» – «Werden Sie schlanker als Ihre so attraktive Nachbarin» – «Wie Sie wieder in die Jeans passen, die Sie in Woodstock so eilig ausgezogen haben».

Solche Tipps befeuern allmonatlich die Motivation einer diätwilligen Nation, und das ist nach jüngsten Umfragen auch bitter nötig. Mindestens jeder Dritte der über Sechzehnjährigen wolle abnehmen, schreibt der *Stern*. 77 Prozent erwarteten ein besseres Körpergefühl, 57 Prozent hofften auf mehr Lust am Sport. Mehr als die Hälfte glaube, dünner auch besser auszusehen, und ein Drittel setze auf mehr Selbstbewusstsein. All das ist ein Problem, aber nicht meines. Ich habe kein negatives Körpergefühl, und ich werde nie Spaß am Sport haben. An dieser ewigen Wahrheit würde auch keine Diät etwas ändern. Mein Selbstbewusstsein hängt nicht an Details wie meinem Äußeren. Ich denke, ich sehe nicht so schrecklich aus, dass jedermann am liebsten sofort die Flucht ergreifen würde – zumal solange ich mich nicht ausziehe. Das tue ich ohnehin selten in der Öffentlichkeit. Und noch seltener vor fremden Menschen.

Ein Beispiel: Ich lebe an einem wunderschönen See und bin in der Nachbarschaft berühmt dafür, dass ich nie schwimme. «Guckt mal, da drüben ist der George, der nie ins Wasser geht», sagen Mütter zu ihren Kindern, wenn sie mich an einem heißen Sommertag bei lauen Badetemperaturen in der Nähe des Sees erblicken. Danach erheben sich dünne Kinderfinger und deuten auf mich. Angestrengte Gesichtchen prägen sich die Gestalt dieses Sonderlings ein. Lebt am See und badet nicht. Wie kann man nur? Ich kann regelrecht zugucken, wie Milliarden von Synapsen mein Erscheinungsbild auf den menschlichen Festplatten in den frühkindlichen Gehirnen abspeichern. So sieht er also aus, der Nicht-Bader. Da geht er hin, der Ewig-Bekleidete. – Na und? Ich muss nicht baden. Es reicht, wenn ich im Cabrio schneller als 100 fahre, das kühlt auch ab.

Nein, in der *Stern*-Umfrage fehlen zwei wesentliche Zahlen. Erstens: Wie viele Menschen versuchen, dauerhaft abzunehmen, weil ihre Umgebung es von ihnen erwartet? Und wie viele wollen vor allem dann abnehmen, wenn sie gerade keinen Hunger haben?

Bei uns zu Hause ist jede Diät, die mir aufgezwungen wird, penibel vorbereitet. Das eine Instrument, mit dem ich in die

Enge getrieben werde, heißt Motivation. In diesem Fall lächelt meine Frau beispielsweise verlogen-süßlich, während sie mir das Bier aus der Hand nimmt, das ich gerade auf den Abendbrottisch stellen will, und sagt: «Schatz, stell dir mal vor, wie toll du aussehen könntest, wenn du auf die Hälfte aller Biere pro Jahr verzichten würdest.» Vorstellen tue ich mir das gern, aber ich kann es nicht leiden, wenn unterdessen das Bier warm wird.

Häufig greift meine gesamte Familie sogar zu seelischem Druck – von dem jeder Psychologiestudent im zweiten Semester weiß, dass er sich kontraproduktiv auswirkt. Wer an sich arbeiten will, muss das freiwillig tun. Bestes Beispiel: Trinker, die von ihren Angehörigen zu den Treffen der Anonymen Alkoholiker geschleppt werden, kommen so lange nicht vom Suff los, wie sie nicht selbst ganz unbedingt und für immer mit dem Trinken aufhören wollen. Alkohol hat bekanntlich viele Kalorien. Und? Will ich deshalb auf mein Glas Wein zum Mittagessen verzichten? Nein. Will ich eine Diät machen? Ich ganz persönlich, wenn ich allein entscheiden könnte? Nein. Und irgendwie dann auch: ja. Doch. Ich wäre gern schlank. Ich würde gern von meiner Frau begehrt. Ich wäre gern leicht. Wenn es nur nicht so schwer wäre.

Ein paar Mal im Jahr reist meine Schwiegermutter an. Eine wirklich nette, gutaussehende, agile 70-Jährige, die nur einen Fehler hat: Sie legt in einer Frage die falsche Haltung an den Tag. Und die äußert sie. Laut. Hörbar. In meiner Anwesenheit. Ich bin altersmäßig irgendwo zwischen ihr und meiner Frau angesiedelt – also einerseits ein junger Mensch, weil Schwiegersöhne älterer Damen logischerweise jünger sein sollten als die Schwiegermütter selbst. Junge Männer haben in den

Augen meiner Schwiegermutter aber leider nur begrenzten Respekt verdient, zumal wenn sie keinen Doktortitel tragen und nicht aus ihrer Heimatstadt stammen. Andererseits bin ich ausweislich meines Geburtsdatums in ihren Augen auch wieder nicht so jung, dass sie mich von oben herab zu behandeln wagte. Sie sagt also nicht: «Mein Lieber, du bist zu dick. Ich kann das im Namen meiner Tochter nicht gutheißen.» Sie spricht mich nicht einmal direkt an. Sie schaut vielmehr an mir vorbei und sendet ihre Botschaft an alle anderen Anwesenden. To whom it may concern – wobei dieser *whom* genau neben ihr sitzt.

Meine Schwiegermutter reist also, wie gesagt, zu Besuch an. Sie bringt mit: eine Wurst aus ihrer Heimatstadt, Brot aus ihrer Heimatstadt, Fleischsalat aus ihrer Heimatstadt, denn dort sind die Würste, einem Bonmots des großen Dichters Heinrich Heine folgend, unvergleichlich viel besser, als die Beine der Damen schön sind. Light-Produkte bringt sie nicht mit.

Diese Lebensmittelvorräte werden nach der Ankunft im Kühlschrank verstaut, dann übernimmt sie das Kommando in der Küche, danach gibt es Essen. Oder besser: Danach würde es unter normalen Umständen Essen geben.

Ist meine Schwiegermutter anwesend, verläuft der Abend dagegen wie folgt: Ich greife nach dem Brotkorb, schmiere mir eine dicke, frische Scheibe mit Butter, belege sie mit Leberkäse oder Salami, schneide mir eine Tomate auf, salze sie, schenke mir ein Glas Wein ein. Dann der Schock. Auf halbem Weg zum ersten, perfekten Biss breche ich die Bewegung ab, mein Mund klafft offen, der Speichel beginnt zu fließen, die Hand, die das Brot hält, beginnt zu zittern, denn: Meine

Schwiegermutter sitzt vor einem leeren Teller. Und nachdem sie zuerst sekundenlang auf meinen Bauch gestarrt hat, den ich zwar einziehen, aber nicht unsichtbar machen kann, sagt sie: «Ich (und dieses *Ich* ist in der Regel gedehnt, betont und fast gesungen, also quasi: Iihi!ch!) esse ja zum Abendbrot nur (dieses *nur* ist wiederum gedehnt und gesungen, also quasi: nuhur!) ein! halbes! Voll! korn! brot mit Quark!» Dann wieder ein langer Blick auf meinen Bauch, bedeutungsvoller Blick hinüber zu meiner erstarrten Frau, vorwurfsvoller Blick auf meinen immer noch offen stehenden Mund. Irgendwann gehorchen meine Kiefer wieder meinem Willen, und ich kann endlich den Mund schließen. Lasse die Hand mit dem Leberkäse-Brot sinken. Schaue betroffen. Meine Frau schweigt ebenfalls, um mich vor ihrer Mutter nicht bloßzustellen. Die Mahlzeit ist zu Ende. Wir (Wihiier!) haben an diesem Abend keinen Appetit mehr.

Aber der Gedanke ist da, das Feuer glimmt, die alte Idee wächst und mit ihr der Unmut – in meiner nur scheinbar solidarischen Frau. Und abends im Bett schießt sie, Feuer frei: «Du bist wirklich zu dick. Ich wünsche mir so, dass du endlich mal Ernst machst mit einer Diät.»

Im Kleinbeigeben, Jasagen, Zustimmen, Ankündigen bin ich gut. Männer wollen ihre Ruhe, Frauen ihr Recht. Oder besser: Männer wollen ihren Spaß und dann ihre Ruhe, Frauen wollen recht behalten, und nach dem Streit, in dem der Mann klein beigibt, wollen sie gute Gespräche. Meine Frau sagt also: «Es tut mir leid, dass meine Mutter solchen Druck ausübt. Das steht ihr auch gar nicht zu. Aber!!! (Und bei diesem *Aber* verrät sie deutlich, dass sie die Tochter ihrer Mutter ist.) Sie hat recht.» Darauf sage ich: «Ich weiß, ich mag meinen Bauch ja auch nicht. Morgen fange ich mit einer Diät an.» Morgen ist lange hin.

Meine Mordphantasien sind ungefähr so ausgeprägt wie meine Fähigkeit, Einsicht zu simulieren. Ich sehe mich mit dem Messer Vollkornbrote mit Quark meuchelnd. Ich sehe mich mit dem Hackebeilchen, Salamisemmeln zerteilend. Und, ja, ich sehe mich, wie ich meine Schwiegermutter mit meinem Bauch die Treppe hinunterschubse, Stufe um Stufe – auf direktem Weg zur Haustüre, Richtung Bahnhof. Ach, übrigens: Raten Sie mal, wen ich nachts regelmäßig am Kühlschrank treffe? Genau, meine Schwiegermutter. Erschrocken säuselt sie dann etwas wie: «Keine Ahnung, wo dieser kleine Appetit mitten in der Nacht herkommt.» Ich schon.

Jeder vierte Abnehmwillige schafft es, wenn wir erneut dem *Stern* Glauben schenken dürfen, seine Pfunde dauerhaft loszuwerden – damit zitiert das Blatt «Professor Hans Hausner vom Zentrum für Ernährungsmedizin der Technischen Universität München». Ich wiederum schätze, dass sich Herr Hausner verschätzt. Wenn dem so wäre, wenn jeder vierte, der sich zu dick findet, dauerhaft schlank bleibt, wäre doch die unverbrüchliche Wahrheit widerlegt, dass 100 Prozent aller Frauen finden, sie seien zu dick, selbst wenn sie auf dem Roten Teppich in Hollywood bei der Oscar-Verleihung zweimal in Größe 0 passen würden. Außerdem würde sich, wenn dem so wäre, der Umsatz von Diät-Ratgebern nicht dem von Kochbüchern annähern. Zudem hätte dann auch – rein statistisch gesehen – jeder vierte meiner Abnehmversuche von Erfolg gekrönt sein müssen. Dem war aber nicht so.

Und noch ein Gegenargument: Meine untauglichen Versuche, seit 20 Jahren schlanker zu werden, würden sich, wenn denn ein Viertel der ehemals Dicken tatsächlich dauerhaft abnimmt, leider eben doch damit erklären lassen, dass es nur auf die eigene Konsequenz ankommt, ob man dick, mittel oder dünn ist. Diese Unterstellung weise ich im Namen einer Nahrungsmittelindustrie, die täglich erfolgreich neue heimliche Fette und versteckte Dickmacher in meine Lebensmittel hineinschummelt, entschieden zurück.

Ich bin ja auch wirklich gutwillig. Zum einen stehe ich auf Diäten. Ich habe oft schon zwei oder drei Diäten gleichzeitig unternommen ... von einer wird ja kein Mensch satt. Nein, wirklich, ich liebe Diäten. Wenn andere sie machen und scheitern. Wenn ich sie mache und scheitere und meine Frau schweigt, weil sie es nicht anders kennt, dann liebe ich meine Frau. Nehmen wir die Geschichte mit den Steinen. Obwohl: Sie ist mir peinlich. Aber es ist eine wahre Geschichte!

Weihnachten stand vor der Tür. Meine Frau wollte, wie immer, Ohrringe geschenkt bekommen. Ich fand, wie immer, sie habe genug Schmuck. Meine Schwiegermutter war gerade mal wieder abgereist, unter Hinterlassung eines nächtlich von Schwund befallenen Kühlschranks, und die Frage, ob ich in Zukunft meinen guten Willen zeigen und täglich, dafür aber über fünf Jahre hinweg, nur ein halbes Vollkornbrot mit Quark pro Mahlzeit essen oder aber weiter unerträglich dick bleiben wollte, stand noch im Raum. Meine Idee war genial – und billiger als jedes Paar Ohrringe. Ich erstand einen Plastikeimer, fuhr nachts an unseren vor der Haustür schlummernden See, schaufelte am steinigen Ufer kräftig Kies in den Eimer – und wog diesen daheim ab. Genau 5 Kilo schwer war der Eimer schließlich nach einiger Detailarbeit, jetzt nur noch eine rote Schleife an den Henkel – fertig.

«Was ist das?», fragte meine Frau an Weihnachten, als sie kein kleines, hübsch verpacktes Juwelier-Kästchen auf dem Gabentisch vorfand, sondern den Steine-Eimer. «Das Gewicht, das ich in den kommenden drei Monaten verlieren werde», sagte ich, schamhaft lächelnd und doch in Erwartung beglückter Begeisterung. «Mein Gott, Liebling», rief meine Frau, «was für ein wunderbares Geschenk, was für ein wunderbares Versprechen! Wann fängst du an? Hoffentlich nicht vor dem Weihnachtsbraten. Aber sofort danach, ja?» «Morgen», sagte ich. Wie immer.

Wie die Sache ausging? Die Steine landeten hinter den Büschen im Garten. Der Eimer ist heute Teil des Haushalts und tut uns beim Putzen gute Dienste. Die fünf Kilo sind, wo sie waren. Meine Frau ist eine kluge Frau. Sie hat nie wieder nachgefragt. Und sich ihre Ohrringe selbst gekauft.

Schauen wir uns doch die Diäten mal an. Welche zuerst? Es gibt Hunderte von Geheimtipps und Dutzende von todsicheren Methoden. Diese Liste habe ich vor einer Weile mal im *Focus* gefunden: Abnehmen mit Genuss, Abnehmen mit Vernunft, Apfelessig-Diät, Atkins-Diät, Ayurveda-Diät, BCM-Diät, Brigitte-Diät, Chipliste, Fasten, Fatburner-Diät, FdH (Friss die Hälfte), Fit-for-Fun-Diät, Fit-for-Live-Diät, Forever young, Formula-Diät, Glyx-Diät, Hollywood-Stardiät, Ideal-Diät, Kartoffel-Diät, Kohlsuppen-Diät, Logi-Methode, Low Fat 30, Markert-Diät, Max-Planck-Diät, Mayo-Diät, Mayr-Kur, Mentales Schlankheitstraining, Mittelmeer-Diät, Montignac-Methode, Nulldiät, One-Day-Diät, Pfundskur, Pritkin-Diät, Rohkost-Diät, Schalttage, Schroth-Kur, South-Beach-Diät, Susan-Powter-Diät, Treffpunkt Wunschgewicht, Trennkost, Typ-Diät, Vollweib-Diät, Volumetrics, Weight Watchers.

Ich werde es Ihnen ersparen, jede einzelne dieser Super-wahnsinns-alles-oder-nichts-friss-nur-mich-oder-stirb-Methoden durchzugehen. Nur so viel: Am liebsten wäre mir natürlich die One-Day-Diät. Abnehmen an einem Tag? Hat noch keiner geschafft, klingt aber erfreulich unaufwändig. Oder meinen die das anders? Die One-Day-Diät geht tatsächlich davon aus, dass es reicht, wenn man nur einen Tag pro Woche fastet, also sechs Tage Burger und Kartoffelsuppe mit Sahne, und am siebten sollst du respektive dein Magen ruhen. Dürfte ziemlicher Quatsch sein, denn wer weitgehend normal isst und nur einmal die Woche brav is(s)t, ändert nichts am Grundumsatz und an seinen Ernährungsgewohnheiten. Um an dieser Stelle mal einen wirklich wertvollen Beitrag zur Volksgesundheit loszuwerden.

Wie wäre es also mit der Vollweib-Diät? Man muss Vollweiber natürlich mögen – und die eine, die in der Boulevard-Presse sowie in zahlreichen TV-Schmonzetten gern als Vollweib präsentiert wird und mit ihrer gleichnamigen Diät auch gutes Geld macht, Christine Neubauer nämlich, ist vieles, aber nicht schlank. Ein Etiketten-Schwindel also – oder Geschmackssache. Gemein nur, dass für Männer, und zwar häufiger, als Frauen glauben, dünne Mädchen keineswegs ein Ideal sind, dass sich aber umgekehrt bei Frauen die Vorliebe für korpulente Männer in Grenzen hält. Frau Neubauer propagiere den kurvenreichen Typ und bewusstes Essen nach Herzenslust, lese ich. Das propagiere ich auch. Nur meine Frau sieht das anders. Sie ist kurvenreich und isst nach Herzenslust, und ich muss abnehmen.

Das ist ungerecht. Und deshalb landen wir jetzt ganz bewusst bei einer Dame, die genau genommen auch abnehmen müsste. Stimmt aber nicht, denn sie hat das große Glück, dass sie bereits um die 27 000 Jahre alt ist und zu ihrer Zeit als ideale Schönheit galt. Darf ich vorstellen: die Venus von Willendorf.

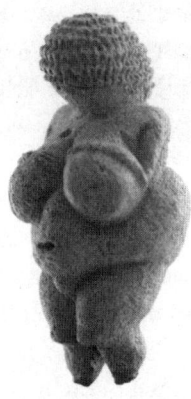

Ideal in Form – die Venus von Willendorf
Foto: Naturhistorisches Museum, Wien

Die Venus aus der heutigen österreichischen Region Wachau gilt als eine der schönsten Frauenstatuetten des Gravettien, also des Mittleren Jungpaläolithikum. Und für mich erfüllt sie heute noch einen wichtigen Auftrag, macht sie doch deutlich, wie stark unser Schönheitsbild den Zeitläuften unterworfen ist.

Während Sie noch rätseln werden, woher der Autor plötzlich dieses Fachwissen nimmt und wann genau eigentlich das Mittlere Jungpaläolithikum begonnen hat, lassen Sie sich gesagt sein: Im Katalog fanden sich noch weitere erstaunliche Erkenntnisse. So der wunderbare Satz: «Frauenfiguren wie diese sind Ausdruck einer über ganz Europa verbreiteten Vorstellungswelt.» Genau das ist ja meine große Hoffnung – ein geändertes Körper-Idealbild! Und wenn's geht, bitte ein wenig schneller als erst in 27 000 Jahren!

Bis dahin sollte ich die Zeit nutzen und abnehmen. Meint meine Frau. (Ich bin mir übrigens ziemlich sicher, dass sie in ihrem Kommentar nicht auf die Chance verzichten wird, einen direkten Körpervergleich zwischen der Venus und mir zu ziehen!) Also gut, abnehmen! Wie wäre es mit der Blutgruppen-Diät? Klingt nach einer Speisekarte für Vampire: ein Süppchen mit kleinen roten Blutkörperchen an püriertem Rhesusfaktor? Der Arzt Peter d'Adamo hat sich diese Gruseldiät ausgedacht. Er behauptet, Menschen vertrügen einige Nahrungsmittel besser als andere, je nachdem, welcher Blutgruppe sie angehören. Das liege an Lebensmittel-Eiweißen, sogenannten Lektinen, die mit dem Blut reagieren. Einige Lebensmittel lösten, sagt d'Adamo, bei Menschen bestimmter Blutgruppen eine Abwehrreaktion des Immunsystems aus, ihr Blut verklumpt. Also darf der Gruppe-o-Typ nur wenig Eiweiß essen, die Gruppe A aber vorwiegend Gemüse und Hülsenfrüchte. Und was ist, Dr. d'Adamo, wenn ich AB und Rhesus positiv bin? Darf ich mich dann nur von Schokoladeneis und Ahornsirup ernähren?

Vom Klang her locken mich auch die Fit-for-Fun- und die Fit-for-Life-Diät. Aber leider, leider: Fit for fun ist nichts als Sport, Sport, Sport. Wäre ich sportlich, hätte ich zwar vielleicht einen chronischen Tennisarm, einen kaputten Meniskus, mehrere ausgeleierte Außen-, Innen- und Kreuzbänder oder was man sonst so bei regelmäßiger Bewegung an zwangsläufigen Folgeschäden am Wegrand aufsammelt, aber ich hätte kein Problem mit meinem Körperumfang.

Fit for Life wiederum behauptet, Milch verklebe mit Schleim die Darmwand, weshalb man destilliertes Wasser trinken müsse, und man müsse bei jeder Mahlzeit ein wasserhaltiges sowie ein konzentriertes Lebensmittel zu sich nehmen. Okay, man nimmt also ab, wenn man zu seinen Spaghetti ein Bier und einen Trester trinkt?

Locken könnte mich auch die Forever-Young-Diät von Ulrich Strunz. Schließlich quälen mich nicht nur meine Frau und mein Gewicht, sondern auch mein Alter. Strunz ist bekennender Jogger, das ist seine Botschaft, er rennt und rennt und rennt, und weil er im Leben noch immer nicht angekommen ist, rennt er weiter. Also: «Was erlauben Strunz?» Um das berühmte Trapattoni-Zitat einmal zweckentfremdet einzusetzen.

Warum meinen eigentlich so viele Menschen, sie müssten ihre privaten Neurosen zu Geld und zum Allgemeingut machen? Strunz auf der Suche nach sich selbst – warum ist das mein Problem? Erinnert mich irgendwie an unseren früheren Außenminister und seinen «langen Lauf zu sich selbst». Der Mann ist augenscheinlich auch nie bei sich angekommen, hat, nachdem er 20 Kilo abgenommen hat, schnell mal 30 Kilo zugenommen und sich zur Kompensation die fünfte Frau zugelegt. Sehr apart, zugegeben – und was verrät mir die Zeitung mit den fetten, dicken, unglaublich überproportionierten Buchstaben? Minu Barati, die Frau von Joschka Fischer, sei bei einem Event in Berlin gesehen worden: «um einige Kilo leichter und noch schöner».

Sie hat also abgenommen – und er bleibt dadurch, gemeinsam mit Marathon-Man Strunz, forever young? *Focus* referiert die Strunz-Diät für ewige Jugend so: «Die ersten Tage mit Formula-Kost sind einfach umzusetzen. Abspeckwillige, die anschließend die aufwändigen Rezepte von Strunz nachkochen wollen, müssen viel Zeit mitbringen – bis zu zweieinhalb Stunden pro Tag. Dazu rät Läuferpapst Strunz, täglich mindestens 30 Minuten nüchtern zu joggen.»

Hallo?! Zweieinhalb Stunden kochen und eine halbe Stunde laufen? Ich wollte abnehmen und nicht meinen Job verlieren, weil ich zum Arbeiten keine Zeit mehr habe. Das gilt übrigens auch für die *Brigitte*-Diät. Schöne Sache, gute Rezepte, aber allein das Einkaufen würde mich täglich Stunden kosten: «Sie brauchen 5 Gramm Ingwer, ein viertel Tässchen Kokosmilch, 3 Fenchelsamen, ein halbes Taubenei, 80 Milligramm Zucker und einen gestrichenen Dessertlöffel alkoholfreien Sake.» Der moderne Mann will nicht nur Kalorien sparen, sondern auch Zeit, Energie, Geld – und Nerven sowieso.

Bleibt also die Schalttage-Diät, die mich an die One-Day-Diät erinnert. Alle vier Jahre ein Schaltjahr, alle vier Jahre einmal abnehmen, das ist fast so gut wie einen einzigen Tag. Und alle 100 Jahre, wenn der Schalttag ausfällt, aussetzen – toll. Wobei man jetzt schon daran denken sollte, dass alle 400 Jahre der Schalttag doch wieder stattfindet ... eine Superdiät für Klugscheißer wie mich, die sich für Ausnahmen aller Art begeistern können.

Aber was die mit ihrer Schalttag-Diät wirklich meinen, ist Folgendes: Immer wenn ich gesündigt habe, soll ich danach einen Schalttag einlegen, also entschlacken. Warum haben die Deutschen einen solchen Hang zur Selbstbestrafung?

Einmal über die Stränge schlagen und sofort wieder Buße tun? Da wäre Sado-Maso-Diät doch der passendere Namen.

Unter den 35-jährigen Männern, habe ich gelesen, seien die Normalgewichtigen mittlerweile in der Minderheit. Na gut, dass ich nicht mehr 35 bin. Und gut, dass da nicht stand, wie viele der Mittfünfziger nicht normalgewichtig sind. Apropos: Was ist eigentlich normal? Interessanterweise ändert sich das Gefühl dafür, was dick ist. In einer Studie, die sinnigerweise der Nestlé-Konzern in Auftrag gegeben hat, heißt es: «Die Grenze, bis zu der wir Fettleibigkeit tolerieren, verschiebt sich nach oben.» Schade, dass diese Erkenntnis noch nicht bis in meine Familie vorgedrungen ist.

Ich lebe eben immer noch mit dem Erbmaterial eines Neandertalers, dem knappe Nahrungsmittelvorräte, harte Zeiten und fehlende Kühlschränke das Gefühl in die DNS diktiert haben, er müsse jede Kalorie essen, die er kriegen kann. Bei Männern, bekanntlich immer noch die alten Jäger und Sammler, ist dieses «Zuviel» bis heute genetisch verankert. Sollte ich eines Tages eines unnatürlichen Todes sterben und die Spurensucher vom für mich zuständigen C.S.I. Wolfratshausen würden am Tatort anhaftende Partikel analysieren, es würde garantiert folgender Dialog entstehen:

«Und, was können Sie sagen, Doc?»

«Eins ist sicher: Er hat noch bis zwei Minuten vor dem mutmaßlichen Todeszeitpunkt feste Nahrung zu sich genommen!»

«Sicher?»

«110 Prozent, Chef. Schauen Sie: Die Backenzähne völlig runtergekaut, sogar jetzt noch post mortem eindeutige Schluckbewegungen und dann dieses zufriedene Grinsen!»

«Bringen Sie ihn sofort zur Obduktion – aber legen Sie ihn nicht auf den Tisch, der gleich beim Kühlschrank steht! Zu gefährlich!»

Es gibt Erklärungen, warum dies alles so ist und so sein muss. Und auch dafür, warum ich absolut unschuldig daran bin, wie ich lebe und aussehe: «Die Qualität der Ernährung von Männern ist in hohem Maße davon abhängig, ob Frauen gleichsam die Verantwortung dafür übernehmen», sagt Renate Köcher vom Institut für Demoskopie in Allensbach. Das liege daran, dass 20 bis 30 Prozent mehr Frauen auf eine gesunde Ernährung achteten als Männer. Das wiederum stimmt nicht: Ich achte schon darauf. Nach dem zweiten Bier ist grundsätzlich Schluss, da wird gewechselt auf Wein, und nach dem Käse kommt gerne nochmal Wurst, ich habe entdeckt, die schließt den Magen auch gut.

Allensbach hat auch herausgefunden, dass die Mehrheit der Deutschen gern gesund und ernährungsklug leben würde: mindestens eine warme Mahlzeit am Tag, viel Obst und Gemüse, abwechslungsreich essen, sich dafür Zeit nehmen. Tue ich alles. Was läuft also falsch? Zu viel vom vielen Guten, Richtigen, Leckeren? Zu wenig Verzicht? Zu viele Snacks zwischendurch? Zu viel Alkohol? Zu oft Heißhunger? Zu große Portionen? Zu viel Verführung?

Eine Antwort geht so: Ich kaufe gern ein. Sehr gern. Ich bin zwar, siehe oben, ein Konsumkritiker, aber doch auch ein aufs Allgemeinwohl bedachter Konjunktur-Ankurbler. Dafür gebührt mir als systemrelevantes Elementarteilchen mitten in der Rezession ein Orden und keine innerfamiliäre Kritik!

Während sich die Finanzkrise der Welt bemächtigt und die Wirtschaftskrise die bundesdeutsche Industrie würgt, arbeite ich kleiner Wicht gegen den Niedergang der stolzen, deutschen Ökonomie. Also fahre ich fast täglich mit meinem Winter- oder mit meinem Sommerauto shoppen. Ausgiebig. Denn irgendetwas fehlt in unserem Haushalt immer, und da meine leider emanzipierte Frau sich zwar mit meiner Figur, aber weniger mit meinen physiologischen Bedürfnissen auseinandersetzt und findet, sie müsse ganztags arbeiten, kümmere ich mich darum, dass unser Kühlschrank gut gefüllt ist. Man kann nie wissen.

Ich bin immerhin nur fünf Jahre nach dem Zweiten Weltkrieg geboren und habe die Kubakrise bewusst miterlebt. An dem Tag, an dem John F. Kennedy sein hartes Ultimatum an die UdSSR formulierte, die Raketentransporte sofort einzustellen, stellten meine Eltern einen großen Karton bei mir im Kinderzimmer ab. Er war randvoll gefüllt mit Konserven und Dauerwurst-Dosen. Da weiß man, dass morgen schon Ende sein kann mit dem Luxusleben. Außerdem brachte mir – nach dem frühen Tod meines Vaters – ein Onkel, der auf dem Land lebte, alle drei Monate bei seinen Visiten immer ein riesiges Fresspaket mit. Glanzstück des reichen Sortiments war eine mindestens 80 Zentimeter lange Gelbwurst, die – bevor sie angeschnitten wurde – gerne auch mal als Laserschwert zum Einsatz kam. Knallgelb und im Dunkeln gut sichtbar, diente die pralle Brühwurst meiner Ansicht ganz klar als Prototyp für jene Hollywood-Modelle, die später ein gewisser George Lucas in seiner *Star-Wars*-Trilogie verwandte.

Der Gelbwurst bin ich bis heute treu geblieben. Und dem Leberkäse auch. Und auch der Bratensülze. Will sagen, die Metzger in meinem Wahlheimatort grüßen mich ausfallend freundlich, wenn sie mich schon vormittags unter all den anwesenden Kundinnen entdecken. Es sind übrigens dieselben Frauen, die mich schon am See ihren Kindern als Nicht-Bader präsentiert haben. Jetzt zeigen sie wieder mit dünnen, hantel- trainierten Fingern auf mich und sagen zu ihren biologisch- dynamisch-ökologisch ernährten, ballett- und tennistrainier- ten Wunderkindern: «Guck mal, Schatzi, da ist der Mann, der zwar ein dickes Cabrio fährt, aber tagsüber nacheinander bei Aldi und Rewe und Tengelmann arbeitet. Und abends jobbt er, glaube ich, bei Shell. Wie traurig, dass man in diesen harten Zeiten nur noch mit drei oder vier Jobs überleben kann, wenn man nichts Richtiges gelernt hat. Deshalb, Schatzi, üb schnell deine Japanisch-Vokabeln und dein Business-Englisch, damit aus dir mal was anderes wird als aus dem da.»

Einkaufen bedeutet verführt werden. An jeder Tankstelle liegen Butterbrezen und Schokolade neben der Kasse, wo sich früher Ölkanister und Schraubenzieher stapelten, und in je- dem Supermarkt, in dem ich anstehe («Guck mal, Schatzi, da ist er wieder, der Mann, den wir immer nur beim Einkaufen treffen!») springt mich die kleine, süße, schnelle Ware an. Und ich lasse mich anspringen.

Das ist mein persönlicher Jo-Jo-Effekt: rein in den Laden, raus aus dem Laden. Und drinnen nicht nein sagen. Entschul- digung, bitte, aber ich bin ein schwacher Mann mit starken Bedürfnissen. Und immerhin bin ich emanzipiert. Andere Frauen würden sich jedenfalls die Finger danach lecken, wenn sie so ein Einkaufstalent an ihrer Seite wüssten wie mich. Nur meine Frau meckert. Weil sie findet, ich kaufe immer zu viel und dann auch noch das Falsche. Wenn die wüsste! Von dem, was ich einkaufe, esse ich ein Drittel schon auf dem Heim- weg. Man gönnt sich ja sonst nichts.

Kommentar der Ehefrau

Die Nummer mit den Steinen war eine Unverschämtheit. Schenkt mir zu Weihnachten einen Eimer voller Steine, schaut wie ein Honigkuchenpferd im Weizenfeld und macht Versprechungen. Versprechungen sind eine schöne Sache, aber Versprechungen haben im Gegensatz zu Versprechen die Konnotation von «vergeblich» oder auch «verlogen». Wer Versprechungen macht, hat in der Regel vor, sie nicht zu halten. Bewusst oder unbewusst …

So war das auch mit den Steinen, und so ist das, seit wir uns kennen. Er behauptet, er werde so viel abnehmen, wie dem Gewicht des Eimers entspricht (fünf Kilo in fünf Wochen, ha!), und sitzt beim Essen mit waidwundem Blick, schaut auf die Teller der Kinder, kaut an einer Orange und leidet. Das dauert einen Tag. Am nächsten kaut er außer der Orange dann schon ein Brot, und dazu gibt es bereits zum Mittagessen ein Glas Weißwein. Am dritten Tag spätestens isst er normal, dazu mittags und abends Bier – und auf die Frage, was mit seiner Abnehmerei passiert sei, heißt es: «Na, die stockt gerade ein bisschen. Aber ich mache weiter! Ganz bestimmt.» Inkonsequenz, du hast einen Namen: George.

Nun gut, meine Mutter sagt immer, du wirst keinen Mann ändern, friss oder stirb, Vogel, und nimm ihn, wie er ist. Also nehme ich ihn, wie er ist, obwohl ich ein bisschen weniger von ihm lieber nehmen würde, und schweige, wenn die großen Pläne vom kleinen Bauch mal wieder scheitern. Man kann ja als Partnerin nicht immer nur meckern, kommt nicht gut, und außerdem schließt sich dem waidwunden Blick dann immer noch für kurze Zeit diese «Du-magst-mich-gar-nichtmehr-Nummer» an. Das aber hält auch die wütendste Ehe-frau nicht auf Dauer aus. Männer müssen – Emanzipation hin, Emanzipation her – zumindest ab und zu harte Kerle sein (jedenfalls dann, wenn sie gerade nicht als verständnisvolle Väter und Multi-Tasking-Hausmänner gebraucht werden).

Männer aber, die sich nicht geliebt fühlen, sind anstren-gend für das weibliche Seelenleben. Sie wollen Trost und Be-stätigung, und wenn sie das beides nicht kriegen, dann folgt? Der Frust. Und was tun Menschen, wenn sie frustriert sind? Essen. Voilà.

KLEIDER MACHEN LEUTE ...
FIX UND FERTIG!

Vom Reiz der Reizwäsche für Männer, von herzlichen Glückwünschen an die Prostata, moderner Käfighaltung in Kaufhäusern und Rainer Hunold als Sexbombe, alles über die Vorteile einer Mundverkleinerung und letzte Antworten auf die Frage, warum auch Dr. House manchmal ratlos ist

Es gibt jetzt Mieder für Männer. Das beruhigt mich ungemein, denn bislang war ich der Meinung, Mieder gebe es nur für sogenannte vollschlanke Damen, die damit Taille, Hüfte und Po in eine gefälligere Form pressen. Aber neuerdings trägt auch der Herr formschöne Körperwäsche, wobei ich mir nicht ganz sicher bin, ob das Modell Tom zum Beispiel, das eine Firma für Spezialmieder im Internet vertreibt, nicht eher etwas für Homosexuelle ist: Tom wird beworben als «nicht verziertes, hautfarbenes Korselett mit sechs Strapsen, das ganz auf den männlichen Körper zugeschnitten» sei.

Aber auf welche Art von männlichem Körper? Den fülligen, in der Mitte ausladenden Altherrenkörper? Oder den schlanken, durchtrainierten Körper, mit dem man sich seinem Geliebten zeigt? Modell Apollo hingegen ist weiß, ebenfalls mit Strapsen versehen und «eher passend für den Abend zu zweit». Meine geliebte Gattin würde es wahrscheinlich nicht goutieren, wenn ich im Modell Apollo den Abend zu zweit bestreite, fürchte ich, auch wenn die Werbung weiter heißt: «Kein Geschlabber mehr an den falschen Stellen.»

Wo, fragt man sich als miederunerfahrener Mann, schlabbert es je an den richtigen Stellen?

Ein Mieder für den Mann ohne jede Verzierung, ist zu lesen, eigne sich besonders für das unauffällige Tragen unter der Berufskleidung. Das wäre mal was. Meine Berufskleidung besteht in der Regel aus einer schwarzen Jeans und einem schwarzen Sweatshirt, alternativ aus einer schwarzen Jeans mit schwarzem T-Shirt und schwarzem Jackett, denn, das weiß jede Frau und jeder Prominente von Welt, Schwarz macht schlank und ist elegant.

Ganz einfach: Wer Dunkles trägt, macht keine Fehler, verrät, dass er mindestens zwei Semester Theaterwissenschaften studiert hat – und quasi schlank ist. Denn Schwarz macht die Silhouette gefälliger, Schwarz wirkt abgeklärt und sinister, in Schwarz wird das, was darunter ist, weniger wichtig, weil Schwarz an sich wichtig wirkt. Aber zurück zum Korselett: Unter meiner Arbeitskleidung würden die Strapse auftragen, und eine Taille wäre bei aller Liebe und selbst mit viel Mühe nicht herbeizuzaubern. Zwar würde keiner meiner Kollegen am Set das Korsett sehen, und auch in den Büros der Drehbuch-Sklaven ziehen sich Männer selten bis auf die Unterwäsche aus – aber wozu dann die zarte Miederware unter der Berufskleidung?

Meine Frau sagt immer, schöne Wäsche gebe ihr auch im Alltag das Gefühl, schön zu sein. Mir gibt schöne Wäsche das Gefühl, dass sie in der Regel zu teuer war. Und an Frauen hat sie den Effekt, den sie haben soll: dass Mann nicht die Wäsche, sondern das sehen will, was darunter ist. Wozu dann also die ganze, teure Wäsche, wenn sie eh nur ausgezogen wird? Aber das gehört nicht hierher.

Bleibt für mich zur Körperkonturierung das Damen-Mieder, denn das entnehme ich zahlreichen *Blogs* im Netz: Der Mann von heute greift auch gern mal zur Damenmiederhose, weil sie weit preiswerter ist als die Modelle Tom und Apollo. Den gleichen Effekt haben alle: Sie machen einen formschönen Po. Nur: Meine Gattin würde es noch weit weniger als einen Auftritt im Modell Tom goutieren, wenn ich mich abends aus meinem Damenmieder schälen würde. Ganz zu schweigen davon, dass jeder spontane One-Night-Stand sich, sollte ich so etwas jemals in Erwägung ziehen, von selbst verböte. Was sagt man einer fremden Frau, wenn man sie nackig gemacht hat und dann mühsam seinen fleischfarbenen Hüft-Gummistrumpf abstreift? «Sorry, das trage ich nur, um mein enormes Gemächt im Zaum zu halten?» Das erinnert an jene wunderbare Karikatur des großen F. K. Waechter: Da schämt sich einer unsäglich zu der skurrilen Bildunterschrift «Nicht so sehr, weil sie ihn das erste Mal nackt sah, sondern vielmehr weil er vorher geprahlt hatte, er habe drei Eier.»

Nun ist an meinem Po weniger auszusetzen als an meinem Bauch, oder sagen wir mal so: Da es ein Bauchmieder für den Herren nicht gibt, ist mir mit einem Po-Mieder auch nicht viel geholfen. Ich werde also auf den Kauf körperbetonter oder auch nur leicht kaschierender Unterwäsche so lange warten müssen, bis es Korsette vom Hals bis zum Oberschenkel gibt. Die habe ich allerdings bislang nur im Krankenhaus gesehen, bei Patienten mit mehrfachen Brüchen. Ob die die Dinger verleihen?

«Jung an der Wertachbrücke schließt jede Kleiderlücke!» – damit warb der führende Textilgigant meiner Heimatstadt schwungvoll. Und zu diesem Kleiderhaus Jung schleppte mich meine Mutter als Kind regelmäßig, um die Lücken in meinem Kleiderschrank zu schließen. In den fünfziger Jahren hatte man nämlich neben breiten Baulücken (als Folgen des Zweiten Weltkrieges) und fast ebenso breiten Zahnlücken (als Folgen des zuckerhaltigen Wirtschaftswunders) auch noch so etwas wie Kleiderlücken. Auch heute klagen viele noch über Lücken in ihren begehbaren Kleiderschränken, die sie unbedingt mit den neuesten Modellen der laufenden Saison schließen müssen, bevor sie die wenig getragenen Modelle aus der Vorjahressaison zur Caritas oder in den Secondhandshop fahren.

Jung an der Wertachbrücke war ein Knaller, weil ich jahrelang gerätselt habe, wie dieser Laden es schafft, sich meinen Geburtstag zu merken. Pünktlich zum Festtag lag im Briefkasten immer ein kleines Brieflein mit persönlich formuliertem Glückwunsch und einer kleinen Aufmerksamkeit, etwa einem Anstecker in Form eines knallroten Marienkäfers. Gut, der Individualismus der Kundenbetreuung ging nicht so weit, dass der Käfer exakt so viele Punkte gehabt hätte wie der Jubilar Lebensjahre; aber gefreut habe ich mich schon.

Heutzutage ist das alltäglich; man kriegt von seinem Zahnarzt, seinem Versicherer, seinem Urologen, seiner Bank und seinem Friseur (also von allen, die langfristig etwas von einem wollen) nette, kleine Karten, auf denen das entsprechende Windows-Programm des PCs ein wenig aufdringlich gratuliert: «Herzlichen Glückwunsch zum 55. Geburtstag – und vergessen Sie nicht: Auch Ihre Prostata wird älter ...» Da meine Prostata bis heute nicht lesen kann, wandert solche Post ebenso in den Papierkorb wie die mit den Pflichtgrüßen von Patenkindern, die kaum wissen, wie man aussieht, aber beleidigt sind, wenn sie keine opulenten Weihnachtsgeschenke bekommen. Und wo wir schon dabei sind: Die krakelig geschriebenen Karten von Nenn-Tanten, die man schon lange abgeschrieben hat, weil sie nett sind, aber nichts zu vererben haben, gehen auch diesen Weg alles postalisch Unbedeutenden.

Jung an der Wertachbrücke aber versetzte dereinst mein junges Herz alljährlich in Staunen: Wie konnte – und vor allem warum wollte – sich Herr Jung meinen Geburtstag merken? Wo ich doch anfangs voller Gleichmut, später aber voller Hass in seinen Laden marschierte? Er war es, der meine Heimatstadt mit dem versorgte, was ein Kind von Welt ganze zehn Jahre nach dem Krieg so im Schrank hatte: zwei Hosen, zwei Hemden, drei Pullis, drei paar Socken. Was kaputt war, wurde gestopft, bis es eines Tages zu klein war. Heute kauft meine Tochter ihre Kleidung schon zu klein, um darin so auszusehen, als wäre sie einfach zu groß und zu schlank für diese Welt und passte in Normkleidung aufgrund ihres Model-Körpers schlicht nicht hinein.

In meiner sogenannten Adoleszenz (ich liebe dieses Wort, es klingt schon aufgrund seiner Sprachfarbe, als sei man ein intellektueller, vielversprechender junger Mensch gewesen und kein simpler, pickeliger, gepimpter, geboosteter, gechillter Teenager), in meiner Adoleszenz also war ich um etwa einen Meter gewachsen. Mein «Ich» aber hatte noch nicht in dem gleichen Maß zugelegt wie mein «Etwas». Was sich dann während des Teenager-Daseins schnell radikal änderte: Kaum tauchten erster Samenerguss und Stimmbruch auf, schon verhielt es sich mit meinem Selbstbewusstsein und Entwicklungsstand umgekehrt proportional zur Zeitschiene:

Das Selbstbewusstsein explodierte, während die Lende noch übte und sich im Kopf eine Wüste ausbreitete: Wer bin ich, was bin ich, was will ich, wer will was von mir und vor allem warum?

Herr Jung von der Wertachbrücke jedenfalls bediente uns immer noch, aber ungeachtet seiner modernen Marketing-Methoden hatten weder er noch meine Mutter die Zeichen der Zeit erkannt. Auch als ihr einziger Nachkomme, also ich, bereits zwölf, dann 14, dann 16 war, nahm sie mich an der Hand, schleppte mich zur Wertach und sagte dann in Gegenwart der leicht schmierig wirkenden und oft höhnisch in sich hineingrinsenden Verkäufer: «Schatzilein, diese Hose steht dir wunderbar» oder «Sieht wirklich gut aus an dir, Mäuschen». Worauf sich das Mäuschen gern umgehend in die Wertach gestürzt hätte, auf dass sich neben der Kleiderlücke noch eine ganz andere aufgetan hätte. Seither ist jeglicher Kleiderkauf mit einem schweren Trauma belastet.

Heikel, aus allerdings ganz anderen Gründen, war die Phase der postpubertären Adoleszenz (klingt noch vielversprechender, oder?). Ich war ausgewachsen, aber nicht ausgestattet. In jener Phase zwischen 17 und 25, als ich noch nicht so recht wusste, was aus mir werden sollte, als die Berufsberatung erfolglos geblieben und der mütterliche Scheck noch nicht ausgeblieben war, hoffte ich eine Zeitlang auf eine Karriere als *womanizer*, spätere Heirat mit einer Tochter aus wohlhabendem Hause nicht ausgeschlossen. Meine Mutter pflegte immer zu sagen: «Schau dir die Mutter an, wenn du die Tochter heiraten willst.»

So weit wollte ich in jenen jungen Jahren noch nicht gehen. Aber ich schaute mir schon auch die Mütter an, wenn ich auf die Töchter scharf war, und die besten Mütter fand man wo? Im örtlichen Tennisclub. Schlank, beweglich, biegsam, blond, wohlhabend, gepflegt und im Hintergrund das Geld eines Zahnarztes oder eines Erfolgsanwalts. Ich rechnete mir also aus, als hungernder Internatsschüler und später als noch immer hungernder Student, mit braunen Hundeaugen und gutem Benehmen Mütter und Töchter parallel herumzukriegen: die Töchter zum Sex und die Mütter zu regelmäßigen Mahlzeiten am Familientisch, zu gemeinsamen Urlauben in den familieneigenen Ferienhäusern ohne Präsenz des gestressten Gatten oder auch nur zu einem Cocktail am Spielfeldrand. Dafür aber brauchte der Herr von Welt auch in den siebziger Jahren die angemessen Kleidung. Weißes Poloshirt, weiße Tennishose, am besten Sportschuhe, alles natürlich von ... nein, nicht Lacoste oder Head, das war damals (noch) nicht so angesagt. Aber teuer war ein besonderer Geschmack auch damals schon.

Roswitha schien mir die Investition in mein privates *Start-up* wert zu sein. Und das ging auch zwei Jahre lang gut. Dann machte ich einen strategischen Fehler: Ich verliebte mich in ihre Cousine. Das ging weniger gut, denn meine familiäre Anhänglichkeit wurde von Roswitha, deren Mutter und deren Tante, also von der Mutter der Cousine, nicht sonderlich goutiert. Was mir wiederum meine Mutter hätte sagen müssen: Frauen mögen es nicht, wenn der Hornochse im näheren Umfeld weitergrast.

Neuerliche Investitionen in Sportklamotten – und sei es nur zur Show – erschienen mir früh als sinnlos. Schließlich wusste ich mit dem Ende der letzten Sportstunde in der Schule, dass der liebe Gott bei mir das Bewegungsgen schlicht vergessen hatte. Es muss ein Gen sein, denn meine Frau pflegt zu meinem Sohn immer zu sagen: «Bitte eine Bewegung mehr!», wenn er wieder mal zu schwach ist, um den benutzten Teller in die Spülmaschine zu stellen oder sein Hemd auf einen Bügel zu hängen. Außerdem hatten sich mein Interesse an Frauen und meine Berufspläne geändert. Ich wollte nun eine, die mich fordert, und einen Beruf, in dem ich was fordern kann. Ruhm, zum Beispiel, Erfolg, das große Geld, am ganz großen Rad drehen. Und wo findet man das alles? Ganz klar, Fernsehen.

Seither bewege ich mich vornehmlich in Kreisen, die sich für kreativ halten und im weitesten Sinne für Künstler, viele auch für prominent. Der Künstler, wenn er ein seriöser ist und nicht Jeff Koons heißt, trägt meist Schwarz. Kreative, gern auch in der Werbebranche angesiedelt, tragen praktisch nur Schwarz. Und ich? Ich trage immer Schwarz. Bis auf einige wenige mutige Tage im Leben, aber davon später mehr.

Unnötig zu sagen, dass der Kleiderkauf in den vergangenen Jahren nicht unbedingt zu einem Quell reiner Freude geworden ist. Selbst wenn ich bei der Auswahl von Modellen und Farben keine großen Probleme habe: Schwarze Jeans und schwarze Sweatshirts gibt es überall und zu jedem Preis. Meine Frau hat – erstaunlicherweise – noch nie Anstalten gemacht, mich zu begleiten, wie ich es von anderen Männern immer wieder höre. Das mag daran liegen, dass wir nicht zu zweit in eine Umkleidekabine passen. Es mag daran liegen, dass sie mich nicht gern in einer alten Unterhose unter fahlem Licht zu enge Hosen anprobieren sieht. Es mag auch sein, dass sie es vorzieht, nicht dabei zu sein, wenn ich vor Kaufhaus-Zauber-Spiegeln stehe, die bekanntlich schlank machen und schmeicheln, und unter heftigem, beifälligem Nicken der Verkäuferin feststelle: «Sieht doch gar nicht so schlecht aus!»

Überhaupt Umkleidekabinen! Welcher Architekt kam eigentlich als erster auf die Idee, dass sie unbedingt drei Eigenschaften erfüllen müssen: zu eng, zu wenige und zu karg ausgestattet? Wie, bitte schön, entledigt man sich in einer Kabine, dieser modernen Art von Käfighaltung für Kaufhauskunden, halbwegs elegant eines Pullovers? Die Ärmel senkrecht nach oben ziehen – okay, das klappt ja noch. Aber zur Seite? Vergiss es.

Und spätestens beim Ausziehen einer engen Hose stellen Männer über 1,75 Meter fest, dass man zwar einbeinig hüpfend auf einer Grundfläche von 50 mal 50 Zentimetern nicht umkippen kann, dafür aber auch keine Chance hat, sich so weit vornüberzubeugen, dass man mit den Fingerspitzen die Schuhbänder lösen könnte. Jeder Versuch, es dennoch zu probieren, wird mit einem gewaltigen Rumms bestraft, inklusive bedenkliches Wackeln der 08/15-Spanplattenkonstruktion. Eene, meene, miste, es rappelt in der Kiste!

Wer puterrote Köpfe, schweißtriefende Stirnflächen und halbblaut unterdrückte Flüche von derangierten Herren jeden Alters erleben will, der setze sich einfach mal auf eines der grundsätzlich unbequemen Mini-Stühlchen vor den Umkleidekabinen für Männer.

Und dann: Vorhang auf für eine Vorstellung, über die man sich außerhalb des Kaufhaus-Biotops Herrenoberbekleidung keine rechte Vorstellung machen kann.

PROLOG – VORSPIEL

Noch streifen die Hauptdarsteller auf Strumpfsocken (man hat schon drei, vier Outfits durchprobiert) durch die endlosen Reihen der Verkaufsstände. Dann ein Griff, ein prüfender Blick, ein kurzes Lächeln, jawohl, auch dieser Anzug könnte passen. Nix wie ab in eine der Kabinen. Und damit nimmt die Katastrophe ihren Lauf.

ERSTER AKT

Jetzt spielt der Vorhang selbst die Hauptrolle. Denn natürlich ist er viel zu schmal geschnitten. Die Hand unseres Protagonisten versucht krampfhaft, den Stofffetzen zuerst links, dann rechts an der Kabinenwand bündig zu schließen – vergeblich! Es bleibt viel zu viel Zwischenraum, um durchzuschauen. Erste leise Kommentare dringen aus dem Inneren der Kabine. Und jetzt rächt es sich auch, dass man sich morgens für die Schnürschuhe und gegen die Slipper entschieden hat.

ZWEITER AKT

Die Entkleidung. Wie befreit man sich aus einer Hose, wie schält man sich aus einem Pullover, wenn man jenseits der Scham- und Sichtgrenzen ganze Heerscharen neugieriger Kunden wittert? Gut, in Wirklichkeit schert sich kein Mensch darum, ob hinter einem spärlich verdeckenden Stück Stoff ein Mitmensch um sein Leben kämpft … aber man könnte es vermuten. Und allein dieses Gefühl quält den Insassen. Mit der Folge, dass er sich erstens beeilt und zweitens in der aufkommenden Hektik unpräzise vorgeht.

DRITTER AKT

Der eigentliche Kleiderwechsel. Die eigene Hose ist in dicken Wülsten über die Fersen geschoben oder getreten worden, der Pullover liegt als linkswendig gedrehtes Schurwollknäuel am Boden, die Unterhose hängt auf Halbmast und lässt eine Hinterbacke fast unbedeckt, die Haare sind komplett durcheinander, die Atmung geht schwer – alles sieht gut aus. Die eigentliche Anprobe, sie kann beginnen. Oder besser gesagt: Sie könnte beginnen. Wenn dieses Chaos mit den Kleiderbügeln nicht wäre! Ein lausiger Haken an der Kabinenwand und ein müffelnder, im wahrsten Sinn des Wortes betreten aussehender Mini-Schemel in der Ecke – wie soll man da Ordnung reinbringen? Wohin mit den eigenen Klamotten? Wohin mit den zwei, drei anderen Anzügen zur Probe? Und vor allem: Wohin mit sich selbst? – Der ideale Ort für philosophische Zwiegespräche mit dem Spiegelbild, eingezwängt zwischen grellem Neonlicht und flauschiger Auslegware.

VIERTER AKT

Kleider machen Leute – fertig! Fix und fertig. Nehmen wir einmal an, unser Proband hat es tatsächlich geschafft. Er hat sich gehäutet und ist in das «Fresh-Comfort-Casual-City-Line»-Teil geschlüpft. Da steht er nun also: Das Plastikbändchen des Preisschilds hat sich für ein Gratis-Peeling zwischen Bund und Hüfte geklemmt, die bestrumpften Füße treten auf viel zu lange Hosenbeine, der Reißverschluss hat noch nicht kapiert, dass man auch ein Beinkleid mit Konfektionsgröße 58 oben schließen kann, und die dazugehörige Jacke lässt sich in dem Kleiderhaufen am Boden gar nicht mehr ausmachen. Soll man jetzt wirklich vor den Vorhang treten und den wartenden Verkäufer zum Lügen provozieren? «Super, genau Ihre Größe, mein Herr! Übrigens, wir ändern auch gerne auf Wunsch!» Nein, das will man nicht. Und es gibt ja auch so schöne Modelle im Versandhandel.

EPILOG – NACHSPIEL

Darf man Kaufhäuser eigentlich ohne Tüte in der Hand verlassen? Oder stoppen sie einen dann am Ausgang, Wachmänner mit drohendem Blick und der linken Hand griffbereit am Elektroschocker? Das wäre dann der geeignete Moment, um sie darauf hinzuweisen, dass man wegen der menschenunwürdigen Zustände in den Umkleidekabinen schon Amnesty International informiert habe.

Vielleicht werde ich am Ausgang ja auch eines Tages der XXL-Werbeikone Rainer Hunold begegnen. Der bekannte Serien-Darsteller (*Ein Fall für zwei* und *Dr. Sommerfeld – Neues vom Bülowbogen*) hat sich vor geraumer Zeit von einer Modekette als prominenter Aushänge-Dicker verpflichten lassen. In einem wirklich witzigen Werbespot tanzt er, mit einem Kleiderbügel als Mikrofon, in weiten Boxershorts vor seinem geöffneten Kleiderschrank quer durchs Schlafzimmer – und singt was? «Sex Bomb» von Tom Jones. Na, wenn das keine Botschaft ist! Ich habe mir immer vorgestellt, dass er dies vielleicht noch einmal wiederholen könnte – direkt vor den Umkleidekabinen in einem der Häuser seiner Lieblingsmarke.

Einige, wenige Male im Leben habe ich übrigens Farbe gewagt. Roter Pulli, gelbes Hemd, neonblauer Anorak – nicht gleichzeitig, Gott bewahre, sondern sozusagen als punktuelles oder – in meinem Fall besser – als Teilflächen bedeckendes Experiment.

Ich ziehe zum Beispiel den roten Pullover schon zum Frühstück an und setze mich, als wenn nichts wäre, an den Tisch. Meine Kinder merken nichts. Der ältere Sohn starrt schlecht gelaunt in sein Müsli; der jüngere liest schlecht gelaunt zum tausendsten Mal die schlechten Witze auf der Cornflakes-Packung; und die Tochter lernt schlecht gelaunt schnell noch Lateinvokabeln, die schon seit Tagen gelernt sein müssten. Frühstück ist eine gute Zeit für modische Experimente, denn jedes Familienmitglied ist damit beschäftigt, die Unterbrechung des Nachtschlafs zu verwinden, sodass ein bisschen Rot im Morgengrauen nicht auffallen dürfte

Aber kaum sitze ich, immerhin vor schwarzem (!) Kaffee, steht meine Frau auf. Geht um mich herum, mit gehörigem Abstand und vorsichtigem Schritt, schaut von oben nach unten und von rechts nach links, dann von vorn nach hinten und von hinten nach vorn, und schließlich sagt sie: «Was bitte hast du da an?» – «Einen neuen Pullover», antworte ich beleidigt, denn das kann man ja nun wohl auch ohne weitläufige Erklärung erkennen. «Ich weiß», antwortet meine Frau, «aber er ist rot.» Da entferne ich mich einmal von Schwarz, das bekanntlich keine Farbe, sondern ein Zustand ist, und sofort hagelt es blöde Bemerkungen.

Betretenes Schweigen setzt ein. Jenes Schweigen, das zehn Sekunden zuvor angebracht gewesen wäre. Als es mir noch gut ging. Als ich noch die Hoffnung hatte, dass dies ein schöner, ein guter Tag werden könnte. Und als noch nicht klar war, dass meine Frau jetzt ostentativ schweigen würde. Okay, sie ist müde, es ist noch früh, sie will mich nicht verletzen – aber dieses Schweigen ist von jener Art Schweigen, wie es nur Frauen beherrschen. Sozusagen lautes, brüllendes Schweigen.

Meine Tochter schweigt nicht, das entspricht nicht ihrer Art. «Er macht fett», sagt sie mit kurzem Seitenblick auf meinen Pulli und meinen Bauch. Für kurze Zeit sehne ich mich nach der freundlichen Verkäuferin, die mich so gern beraten hat und fand, dass mir Rot gut steht. Sie hätte sogar «Mäuschen» zu mir sagen dürfen. Anschließend gehen die Kinder in die Schule, meine Frau geht ins Bad und ich gehe zum Kleiderschrank. Irgendwo muss noch einer meiner schwarzen Pullover sein ...

Spiegel und Kleider machen schlank, und Kleidergrößen machen dünn. Die Modeindustrie hat sich ja offenbar angepasst an unsere zunehmend zunehmende Welt: Was früher Größe 38 war, ist heute immer noch 38, nur passen mittlerweile Frauen hinein, die eigentlich 40 bräuchten, aber das nicht so genau wissen wollen. Und wer 40 kauft, weiß nicht, dass er, oder besser sie, zu dick für eine 40 wäre, wie sie noch vor zehn Jahren geschneidert wurde.

Andererseits gefallen sich immer mehr Frauen darin, in Größe 0 herumzulaufen, die es in der Kinderabteilung in der Regel billiger gäbe, aber ohne Designer-Schild dran. 0 ist meines Wissens 32 oder, schick formuliert, «petite». Und Doppel-Null ist magersüchtig, wohl deshalb, weil es auch die Bezeichnung für den bevorzugten Aufenthaltsort dieser Art von *fashion victims* ist. Aber ernsthaft: Es soll ja auch immer mehr magersüchtige Männer geben. Okay, ich sehe sie so gut wie nie auf der Straße. Aber was tragen die denn dann? Trippel 90?

Italiener wiederum verkaufen in Deutschland wahrscheinlich deshalb so gut, weil sie in ganz anderen Größenordnungen rechnen. Man kennt das ja von Silvio Berlusconi: klein sein, aber wesentlich größer wirken wollen. In Kleidergrößen gerechnet, bedeutet dies, dass italienische Klamotten und auch so manche Politiker – jeder EU-Harmonisierung zum Trotz – immer viel zu klein ausfallen. Was einem die Verkäufer (die der Kleider!) schon vor dem ersten Griff ins Volle als Warnung mit auf den Weg geben: «Also mit Ihrer Statur würde ich bei Carlo Carlossini schon zwei Größen drüber gehen!» Frage: Wieso, bitte schön, können die Herren und Damen Modeschöpfer aus Mailand und anderswo im Stiefelstaat nicht mit *den* Körpermaßen rechnen, die wir Europäer von der Algarve bis nach Zypern auch wirklich besitzen? Ist es wirklich so schwer, einen 52er-Mann auch in einem 52er-Anzug unterzubringen?

Überhaupt dieses Kleidergrößen-Chaos. Da steht man als halbwegs vernunftbegabtes Wesen einsam und verlassen inmitten eines Zahlenwirrwarrs, das weder innere Logik noch irgendeinen Ausweg besitzt. Also, normale Größen von 44 bis 62 (was ist an 62 noch normal?), dann Brustumfang von 86 bis 125 Zentimeter, mit zu berücksichtigendem Bundumfang, Gesäßumfang plus Körperhöhe und eventuell auch kurzen Größen von 22 bis 31 oder langen von 90 bis 110, inklusive der normalen Bauchgrößen mit Zahlen von 51 bis 63 – aha!

Ob ich mit Größe 56 (gut aufgepasst, werter Leser, an anderer Stelle war noch von Größe 58 die Rede; aber so schnell ändern sich die Dinge!) noch als «Normalfall» gelte, weiß ich nicht. Tatsache ist jedenfalls: Männer mit Bauch kommen in Italien ganz offensichtlich nicht vor. Und falls doch, beziehen sie ihre Hosen über die Mafia. Oder den Schwarzhandel. Jedenfalls nicht in Läden, die ganz offiziell italienische Konfektionsware führen.

Ist eine italienische Jeans in Größe 42 nun eine deutsche 36 oder doch eine deutsche 46? Keine Ahnung, aber je weniger ich davon verstehe, desto weniger traurig bin ich, wenn mir die italienische 42 nicht passt. Ist also wahrscheinlich eine deutsche 26.

Dankbar bin ich als traumatisierter Kleiderkäufer auch für Berater, die folgenden Satz glaubwürdig vortragen können: «Dieses Modell fällt besonders klein aus.» An mir fallen zwar die meisten Modelle eher klein aus, aber wenn eines absichtlich so geschneidert ist, dass es dem normal gewachsenen Mann nicht passt – und eben das deutet der kritische Verkäufer ja an –, dann ist der Designer schuld. Und ich bin nicht schuld, wenn ich ebendieses Modell nicht kaufe. Oder es zwei Nummern größer nehme, die natürlich eigentlich gar nicht größer sind als das, was ich üblicherweise trage – denn das Modell ist ja quasi schneiderisch verunglückt. Das aber heißt: Ich habe nicht zugenommen.

Mit neuen Kleidern und meinem Gewicht ist es wie mit dem Gottesbeweis. Ein Gottesbeweis ist der «Versuch, die Existenz eines Gottes – teilweise unter Einbeziehung empirischer Beobachtungen – zu beweisen oder zumindest Hinweise dafür zu finden. Diese rationale Methode steht tendenziell im Gegensatz zu jener Form eines religiösen Irrationalismus, der die Erkenntnis Gottes als Mysterium versteht und sich logischer Analyse entzieht.» Passe ich in ein Kleiderstück hinein, habe ich nicht zugenommen. Das ist eine empirische Beobachtung und damit ein Beweis für die Existenz eines rationalen Mode-Gottes. Passe ich nicht hinein, hat die Mode-Industrie auf mysteriöse Weise ihre Irrationalität bewiesen und damit belegt, dass nicht ich und mein Essverhalten, sondern der Gott der Mode die Geschicke der Welt bestimmen. Den strafenden Gott gibt es in dieser modephilosophischen Analogie glücklicherweise weniger oft als den liebenden Gott. Weil Gott die Dicken liebt, hat er Läden für Übergrößen erfunden.

Läden für Übergrößen heißen bei Frauen «Miss X» oder «Biggie», «Ulla Popken» oder «Sheego». Sheego wirbt mit Frauen, die aussehen, als trügen sie Kleidergröße 40, hätten aber für das Foto schnell mal 46 übergeworfen. Zu Ulla Popken huscht eine Frau, wie ein Mann in einen Beate-Uhse-Shop hineinschlüpft: den Laden nicht direkt ansteuern, lieber erst einmal umkreisen, dann wie zufällig in der Nähe des Eingangs verweilen, dann sich diskret umsehen, ob jemand guckt, dann unheimlich selbstbewusst (man steht ja zu seinen Eigenarten!) hineingehen, aber doch vorzugsweise unbemerkt; es muss ja nicht jeder mitkriegen.

Übergrößen für Männer gibt es nicht in eigenen Geschäften. Jedenfalls ist mir noch keines untergekommen. Nein, der groß gebaute Mann findet sein Glück in Kaufhäusern. Ganz normalen. Das hat den Vorteil, dass man durch den Haupteingang hineingehen und, sollte einem die nette Nachbarin mit den tollen Beinen begegnen, schnell noch rechtzeitig in die Krawatten-Abteilung abbiegen kann. Was in meinem Fall auch kein Glück bringen würde, denn ich trage so gut wie nie Krawatten. Außer auf dem Cover dieses Buches – aber das ist ja auch nicht mein Bauch. Und vor allem auch nicht mein Hemd. Ich trage kein Rosa. Und Altrosa erst recht nicht.

Sehr viel unauffälliger ist der Einkauf im Internet. Übergrößen-Verkäufer für Männer heißen hier «Tiger-Trading», was wahnsinnig männlich und dem Problem angemessen klingt, ebenso wie «Happy Size» für Frauen. Zeigen Sie mir die Frau, die über Size 46 happy ist – es sei denn, sie trug vorher Size 50.

Ich persönlich brauche nur lächerliche XXL, manchmal auch XXXL, wenn die Stücke besonders klein ausfallen, aber das hatten wir ja schon. Im Netz wird bisweilen auch «10XL» angeboten, was sozusagen das Zehnfache an einfacher Übergröße ausmacht. 10XL geht wahrscheinlich in den USA gut, wo sich ja Trilliarden Menschen mit ungeheuerlichem Übergewicht aufhalten sollen, wenn man den Medien glaubt. Merkwürdigerweise besagen zwar die jüngsten Statistiken, dass sich die Deutschen, was das Gewicht angeht, den Amerikanern und auch den Briten annähern und man also auch auf deutschen Straßen und in deutschen Büros immer mehr Menschen sehen müsste, die nicht mehr in ihren Stuhl, geschweige denn durch eine Tür passen. Andererseits gibt es diese schauderhaften Bilder vorzugsweise aus den USA, auf denen unglaublich fette Menschen mit dem Kran aus dem obersten Stock ihres Hauses gehievt werden müssen, um sie in einen mit Eisenplatten verstärkten Krankenwagen und von da aus in ein Krankenhausbett zu verfrachten, das als Sonderanfertigung in einer Fabrik für Übergewichts-Spezialausstattungen gebaut wurde. Hat eigentlich schon mal einer ausgerechnet, wie Fette die Wirtschaft ankurbeln, weil sie zwei Sitze im Flugzeug buchen müssen, zweimal so viel Stoff für ihre Sofas brauchen und doppelt so viel essen wie andere Leute? Anstatt immer zu errechnen, wie teuer Übergewicht das Gesundheitssystem kommt, sollte man mal demonstrieren, wie das Bruttosozialprodukt boomt, weil immer mehr Menschen immer mehr brauchen, um ihren Körper auf- oder auch auszubauen.

In der *Süddeutschen Zeitung* war neulich ein grandioses Foto von einer normalgewichtigen Frau, die laut Bildunterzeile früher mal extrem fett war, seit einer Magenverkleinerung aber wieder in ihren Konfirmationsanzug passt. Neben ihr der Ehemann, der seine Magenverkleinerung noch vor sich hat und an ihrer Seite wirkt wie ein Elefant neben seiner Zoowärterin. Sie kurbelt jedenfalls in Krisenzeiten die US-Ökonomie nicht an, da sie ihre Kleider aus Jugendzeiten aufträgt. Er hingegen könnte die Tiger-Traders dieser Welt mit ihren Übergrößen noch lange glücklich machen, wenn er nur wollte. Aber er will nicht, der Spielverderber in Zeiten der globalen Finanzkrise.

Überhaupt diese Magenverkleinerungen. Wenn ich das richtig sehe, liegen sie voll im Trend. Dicke Menschen, die einen radikalen Schnitt machen wollen, lassen sich einen radikalen Schnitt machen, am oberen Teil des Magens, der – unter Auslassung des mittleren und unteren Magens – direkt mit dem Dünndarm verbunden wird. Zack, und schon ist sie weg, die Fresslust. Mangels Volumen. Denn der Restmagen hat dann nur noch die Größe eines Apfels oder «eines nicht aufgeblasenen Luftballons», wie es in einer publizistischen OP-Beschreibung sehr anschaulich formuliert wurde. Mal abgesehen von der nicht gerade tollen Vorstellung, dass ich mein genussvoll zu mir genommenes Menü in einem schlaffen Luftballon ohne Luft deponieren müsste: Ist das wirklich die Lösung?

Rein kleidertechnisch garantiert nicht. Denn außer dem Besitzer des Altkleider-Containers neben dem Altenheim erfreut sich dann niemand mehr an meiner über all die Jahre erworbenen Garderobe.

Nein, eine Magenverkleinerung ist in meinem Fall rein medizinisch nicht indiziert. Sinnvoller wäre eher eine Mundverkleinerung. Oder, noch besser, eine Hemden-, Jacken- und Bundverkleinerung. Je mehr es nämlich an den Hüften zwickt und zwackt, desto beschwerlicher fällt mir die Nahrungsaufnahme. Warum? Weil die körpereigene Hochrechnung deutlich vorhersagt, dass dieser leckere Bissen auf der Gabel vor meiner Nase, sollte ich ihn gleich Richtung Speiseröhre losschicken, unweigerlich das Fass zum Überlaufen bringen wird. Und es besteht kein Zweifel daran, dass die Metapher «Fass» gleichzusetzen ist mit meinem Bauch.

Na also, dann ist das die Lösung! Soll sich der Kerl doch gefälligst stockweise zu enge Hemden zulegen, Gürtel mit zu wenigen Löchern nach hinten raus und hautenge Jeans, die bei 60 Grad nochmal ein ganzes Stück einlaufen. Dann wäre Schluss mit lustig, er würde weniger futtern und zwangsläufig abnehmen. – Gut gedacht, aber leider nicht zu Ende! Denn das Übel setzt rund 70 Zentimeter oberhalb meines Bauches an, im Gehirn. Dort antizipiert ein äußerst aktiver Teil meines linken Hirnlappens sehr präzise, was passiert, wenn ich es wagen würde, mir zu enge Klamotten zu kaufen: zu Hause direkt aus der Einkaufstüte nehmen und in den Schrank legen, ein, zwei Tage später versuchsweise anprobieren, feststellen, dass sie viel zu eng sind, wieder ausziehen, nach hinten in den Schrank legen und darauf setzen, dass vielleicht im Jahr 2380 Archäologen auf der Suche nach Zeitdokumenten vom Anfang des dritten Jahrtausends die gut erhaltenen Stücke ausgraben werden. Ungetragen, so gut wie fabrikneu, in Oldtimer-Kreisen würde man von einem «sensationellen Scheunenfund» sprechen.

Nein, ich lasse mich nicht austricksen. Leider. Und wenn schon, trickse ich mich gefälligst selber aus. Kommt hinzu, dass enge Kleider auch höchst ungesund sind, weil sie auf die inneren Organe drücken. Was Schlabberhemden, schlotternde Hosenböden von Übergrößen-Jeans und Ledergürtel mit zehn zusätzlich ausgestanzten Löchern nicht tun! (Bevor sich jetzt mein nicht vorhandener Hausarzt meldet: Ich weiß sehr wohl, dass ein dicker Wanst an sich auch auf die inneren Organe drückt. Aber darauf können sie sich – entwicklungsgeschichtlich betrachtet – im Laufe eines Lebens wenigstens einstellen.)

Wo wir schon beim Themenkomplex «Dicke und Kleidung» sind: In dieser wunderbaren Arztserie *Dr. House*, natürlich ebenfalls aus den USA, wurde ein Mann mit kurzzeitigen Ohnmachtsanfällen ins Krankenhaus eingeliefert. Der Schauspieler war so dick, dass er im Liegen dem am Fußende des Bettes stehenden Arzt beim Gespräch nicht in die Augen sehen konnte, weil sein Kinn zu umfangreich war. Er war so dick, dass seine Körpermasse rechts und links vom Bettgestell herunterhing wie Brei. Bedeckt war seine imposante Blöße von einem Tischtuch, das die Ausmaße einer Tafel für 16 Personen hatte.

Dr. House und sein Team suchten tagelang nach Indizien dafür, dass dieser Patient an einer Krankheit leidet, die durch schwere Adipositas ausgelöst wird, doch der wollte davon nichts wissen: «Nur weil ich fett bin, bin ich nicht krank», rief er immer, «ich fühle mich wohl, mir geht es gut, ich esse gern, ich bin, jawohl, gern fett!» Unfassbar, undenkbar, unvorstellbar, fanden die Ärzte, und ich fand das auch. Aber die Serie, politisch korrekt, ließ dem Dicken seine Welt als Wille und Vorstellung: Er litt, wie sich am Ende der Sendung herausstellte, nicht an den Folgen seiner Fettsucht, sondern an einer, fast möchte man sagen, banalen Krebserkrankung. Ich war erleichtert und der Patient auch: Er durfte fett sterben.

Es mag überaus zynisch klingen, aber ein wahrer Kern ist in dieser Geschichte: Nicht jeder Dicke ist krank oder unglücklich.

Frauen sind glücklich, wenn sie einkaufen dürfen. Die Lustschreie jener Frauen, die in meinem Wohnzimmer regelmäßig gemeinsam die Kultserie *Sex in the City* geschaut haben, bezogen sich selten bis nie auf Sex. Zumal ja eigentlich ohnehin nur Samantha regelmäßig Sex mit hirnlosen Idioten hatte (nein, ich bin nicht eifersüchtig!), während Carry immer nur postkoital-glücklich mit dem Kopf auf der enthaarten Brust ihres Lovers döste, Scarlett sich in Typen ohne Haare auf dem Kopf verliebte und Miranda mit ihren Haaren auf den Zähnen praktisch jeden Mann vergraulte.

Nein, Frauen liebten die Serie, weil ausgewachsene Karriereweiber in Tutus über die Straße stolzierten, im Sommer zu Hotpants fellgefütterte Stiefel trugen oder sich die Wartezeit auf die Auslieferung einer 8000 Dollar teuren Designer-Handtasche mit der Suche nach den dazu passenden Manolo-Blahnik-Pumps vertrieben. Warum das alles Frauen glücklich macht? Keine würde so rumlaufen. Aber alle hätten gern so viel Zeit. Und Geld, natürlich.

Nun, ich investiere in mein Outfit in etwa so viel Zeit, vor allem aber so viel Geld, dass es, rechnete man alle Investitionen der vergangenen 20 Jahre zusammen, locker für eine Sechs-Zimmer-Wohnung in Schwabing gereicht hätte. Wie macht der Mann das, werden Sie sich jetzt fragen, da er doch nur schwarze T-Shirts, schwarze Jeans und schwarze Schuhe trägt? Ganz einfach: Ich habe viele davon. Sehr viele! In dieser Frage funktioniere ich wie eine Frau: Ich werfe nie etwas weg. Wer weiß, wann man wieder reinpasst.

Eigentlich sollten Männer einkaufen gehen, nicht aber Frauen. Dafür gibt es eine Reihe von Gründen. Einer sieht so aus und stammt aus dem US-Magazin *The New World of Work*: Langwieriges Sammeln und pfeilschnelles Jagen sind auf dem Schaubild hervorragend zu erkennen.

Aufgabenstellung:

Gehen Sie zu GAP, kaufen Sie eine Hose

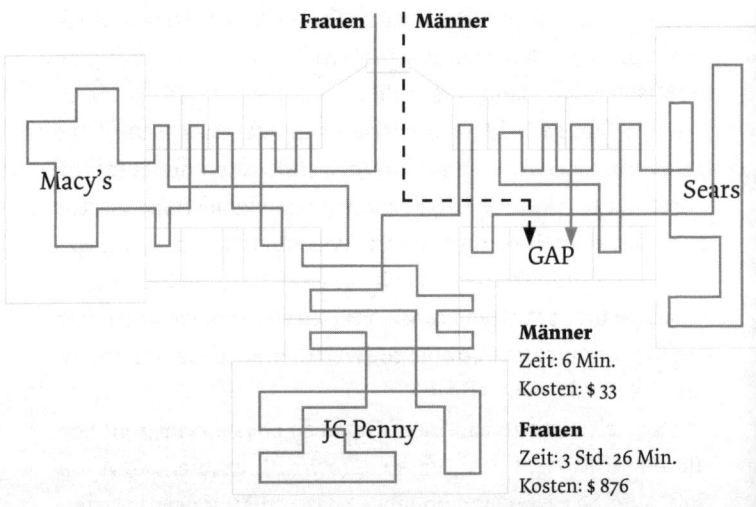

Männer
Zeit: 6 Min.
Kosten: $ 33

Frauen
Zeit: 3 Std. 26 Min.
Kosten: $ 876

Für Männer (gestrichelte Linie) muss die Sache blitzschnell über die Bühne gehen. Männer sind keine Sammler, sondern Jäger; das war schon immer so – egal ob Wildschwein oder Jacke. Alles, was sie bei der Suche aufhält, lange Gänge, hilfsbereite Verkäuferinnen, volle Kabinen, Schlangen an der Kasse, verursacht puren Stress. Eine Studie aus Großbritannien hat ergeben, dass der Nervenstress, den Männer beim Einkaufen erleiden, vergleichbar ist mit dem von Kampffliegern beim Einsatz: erhöhter Blutdruck, starkes Herzklopfen.

Frauen (durchgehende Linie) hingegen erleben beim Shoppen pure Euphorie. Starkes Herzklopfen? Nur, wenn die Zeit zu knapp ist. Frauen glauben, vermuten Marktforscher, mit der richtigen Kleiderwahl schneller einen Mann zu erobern. Während die Männchen bekanntlich für den Werbungstanz von der Natur mit Farben, Kämmen, Fellen, Pelzen und Federn prächtig ausgestattet sind, muss das graue Weibchen zur Anlockung seines Sexualpartners hormonell oder aber kleidertechnisch aufrüsten. Kein Wunder, dass Frauen oft bis zu sieben Teile mit in die Umkleidekabine nehmen. Die Entscheidung dauert lange, auch sie produziert Stress. Nur 25 Prozent der Frauen kaufen überhaupt etwas von dem, was sie anprobiert haben. Bei den Männern ist die Sache dagegen schnell klar: 65 Prozent kaufen, was sie anprobiert haben. Ihre Lösung für das Stressproblem: Sie kaufen, was sie schon kennen.

Um es mal so zu sagen: Ich mache quasi 100 Prozent von diesen 65 Prozent aus. Ich kaufe schnell, effizient und nur das, was ich kenne. Davon aber reichlich. Man weiß nie, wie viele Weibchen man anlocken muss.

Also bin ich der stolze Besitzer von mindestens 100 Hemden, 40 Hosen, 100 Paar Socken, 30 Pullovern, fünf Jacken und mindestens 40 Paar Schuhen. Was ich besitze, gleicht sich in etwa so wie Hans-Dietrich Genschers gelber Pullunder oder Walter Mompers roter Schal: Es ist nicht immer dasselbe, aber das gleiche. Heißt: Ich besitze fünf schwarze Jacken, außen gummiert, oben weicher Kragen. Dutzende von schwarzen Socken, nicht immer zueinander passend. Unterhosen habe ich jede Menge, sie quellen aus meinem Schrank wie der Brei aus dem Topf im Märchen. Und ja, ich besitze Dutzende von Turnschuhen. Nicht, dass ich sie zum Sport trüge, aber sie sehen sportlich aus. Das wirkt lässig und zumindest unterhalb der Knie fit. Das Geheimnis dieses Kleiderlagers: Es hat sich entwickelt wie die Ringe eines Baumes. Ein Teil ist Größe 48, der nächste 50, der nächste 52 und so fort. Was nicht passt, wird auf der Kleiderstange ganz nach hinten gehängt, getragen wird das, was vorn hängt – solange es passt.

Manchmal nehme ich ein bisschen ab. Dann probiere ich die zweite oder gar dritte Lage. Sie passt ein paar Tage, bis ich wieder etwas zugenommen habe. Meine guten Wochen, also die Phasen, in denen die zweite Lage wieder passt, gehen in der Regel schnell vorbei, weil ich zwar ein gutwilliger Mensch, aber ein schlechter Abnehmer bin. Also wird die erste Lage wieder vorgeholt – und aufgestockt. Denn Zunehmen ist leichter als abnehmen.

Nicht, dass ich darauf stolz wäre. Andererseits bin ich sicher: Eines Tages, und jawohl, er wird kommen, werde ich schlank und attraktiv sein, dann wird die fünfte Lage passen, die aus 2001, oder die sechste, aus dem Jahr 1999. Dann wird meine Frau strahlend vor mir stehen und mich dafür loben, dass ich all diese Kleider aufgehoben und unser Alter vorfinanziert habe, weil kein weiterer Kleiderkauf mehr nötig sein wird; sie wird ihren Freundinnen stolz demonstrieren, dass sie immer an meine Willensstärke geglaubt hat und deshalb auch nur ab und zu heimlich bündelweise Shirts und Jeans und Pullis aus meiner Seite des Schranks entfernt und in die Kleidersammlung getragen hat; sie wird meinen Söhnen die Pforten des Paradieses öffnen, das «Papas Kleiderschrank» heißt, und ihnen zeigen, mit wie viel Konsequenz und Unbeirrtheit ein Mann seine Kleider-Karriere verfolgen kann: von jung, schmal und bescheiden (Größe M) über groß und mächtig (Größe 3X) weiter zu alt, aber abgeklärt-lässig-trainiert (Größe X). So lange sammle ich, was ich erjagt habe. Das ist die Frau in mir, dem Mann.

GQ, die zeitlos-bedeutende Zeitschrift für Männer («Mode, Girls, Gewinnspiele»), wird bisweilen von mir zurate gezogen, wenn ich erfahren möchte, was draußen in der Welt der Herrenmode los ist. Schließlich packt auch mich bisweilen der Ehrgeiz, mal den erstaunten Blick meiner Frau oder von Kollegen zu ernten, die sagen: «Schau mal einer an, der George. Sieht ja schon in schwarzen T-Shirts und schwarzen Hosen gut aus, aber er kann auch supergut erdbeerfarbene Sneaker und karamellfarbene Slacks zum zimtfarbenen Poloshirt tragen!» Theoretisch könnte ich das. Aber will ich?

Die Wahrheit ist: keine Ahnung, wovon die da reden. Zum Beispiel wenn es um den «Casual Style» geht: «Die Frage ist nicht, wohin man reist, sondern wie man reist. Es darf wieder Vintage sein. Wie 1960 im Alfa Romeo Spider über den Brenner nach Rimini. Leder-Loafer am Gaspedal, die runde Hornbrille im Haar ...» Was aber ist ein Loafer?

Die Sportbekleidungs-Tipps wiederum sind eher etwas für Farb-Verirrte: «Lassen Sie es einfach krachen! Im Gym, aber auch auf dem Weg dorthin. Joggingsneakers, Schweißband, Sporttasche: alles in Neon. Selbst wenn Sie am Gegner scheitern: Verliererfarben sehen anders aus.» Genialer Text, echt heiße Werbersprache, nur: Was, wenn ich ohnehin nie am Gegner im Gym scheitere, weil ich lieber anderswo echte Herausforderungen im Leben suche?

GQ hat auch Ausgehtipps: «Ausstrahlung ist alles, Hochglanz das Gebot der späten Stunde. Zum Dinner gehören Lackschuhe und Glitzer-Zippo in der Tasche. Dressing up – bis ins letzte Detail.» Mal ehrlich: Mich überfordert die Frage, wie ich an ein Glitzer-Zippo komme. Wie gut, dass bei unserem Italiener um die Ecke nur Zeppo Marx als Filmplakat gefragt ist. Vielleicht tauge ich doch nicht zum Mode-Idol? «Die einfache Regel lautet, Ihre Garderobe sollte insgesamt nicht mehr wiegen als Sie selbst, dazu in einen Koffer passen – und dieser kommt dann in ein elegantes Sport-Coupé», heißt es über die lebenswichtige Frage der «Grundgarderobe».

Meine Kleider sollten nicht mehr wiegen als ich selbst? Welche Kleider? Lage 1? Oder alle Lagen übereinander? Oder nur das, was ich auf dem Weg über den Brenner nach Rimini brauche? Ich gestehe, ich bin stolzer Eigentümer eines Sport-Cabrios, aber meine 100 Hemden, 40 Hosen, 100 Paar Socken, 30 Pullover, fünf Jacken und mindestens 40 Paar Schuhe passen nicht in den Kofferraum. Und ein neues Auto kaufe ich mir deswegen nicht!

Kommentar der Ehefrau

Ich verlange ja nicht, dass er mit mir einkaufen geht. Um ehrlich zu sein, habe ich lieber keine Zeugen, wenn mir die Verkäuferin Jeans in Größe 29 bringt, um mir zu schmeicheln, ich aber nicht mal den Reißverschluss zukriege, wie eine Wurst mit geplatzter Pelle in der Umkleidekabine stehe und auf das Personal warte, das mir heimlich und leise die 32 hineinreicht.

Ich verlange auch nicht, dass er mich zum Einkaufen mitnimmt. Zum einen kann er seine ewig gleichen Gruftie-Klamotten auch ohne mich erstehen. Zum anderen würde ich wahrscheinlich in Ohnmacht fallen, wenn ich sehe, wie viel das Zeug kostet, das so aussieht wie das letzte Zeug, das er vor ein paar Wochen gekauft hat und das schon genauso teuer war. Wenn ich Geld für edle Teile ausgebe, dann zahle ich zumindest für Varianz, Modernität und Originalität. Wenn auch zu viel …

Nein, manche Dinge müssen im Ungefähren bleiben. Gehe ich shoppen und will hinterher von meinem Mann gefragt werden, ob ich wirklich meine, dieses altrosa Seidenteil sei sein Geld wert, obwohl es auf den zweiten Blick, also daheim, aussieht wie der Rest eines überdimensionierten Sofakissens? Und will ich hören, dass diese neuen Jeans zwar scharf, aber vielleicht ein bisschen eng für mein Alter sind? Genauso wenig will ich ihm sagen müssen, dass der neue Pullover aussieht wie ein Zelt und die neue Hose wie eine Requisite aus Gullivers Reisen (Besuch bei den Riesen, versteht sich).

Ehen funktionieren nur dann gut, wenn Partner auch

schweigen können. Ich kann schweigen. Über den Preis von Anschaffungen zum Beispiel. Und mein Mann kann darüber schweigen, warum er schon wieder neue Unterhosen braucht, obwohl man meinen sollte, die tausend anderen sind mit ihrem weiten Stretchbund elastisch genug für ein paar zusätzliche, neue Pfunde.

Gingen wir zusammen Kleider kaufen, würden wir unweigerlich darüber reden, warum er ständig etwas Neues braucht. Ich meine, okay, ich brauche auch ständig etwas Neues, aber die Damenmode ändert sich auch ständig. Wobei brauchen in meinem Fall relativ ist, andererseits: Braucht mein Mann alle naslang einen neuen Drucker? Und einen neuen MP3-Player? Und einen neuen Flachbildschirm? Und eine neue Digitalkamera? Und ein neues Auto? Die wahren Shopaholics – das sind die Männer.

Und ich gehe jetzt in unser Schlafzimmer, zähle die Anzahl seiner Kleidungsstücke, werde alles in allem auf etwa 500 kommen – und dann nachziehen. Ha!

ICH WAR 18 UND BRAUCHTE DIE KALORIEN!

Wie man sich im Bundestag unbeliebt macht, warum das TV-Format 16:9 Talkgäste in Sumoringer verwandelt, alles über die psychologische Wirkung von Catering, was Elton John über deutsches Essen denkt, warum zwei Kartöffelchen auch nicht weiterhelfen, womit man ein Soufflee optimal abfackelt und was für Rudi Carrell alles überhaupt nicht wichtig war

Manchmal kann man froh sein, bestimmten Leuten noch nicht persönlich begegnet zu sein. In meinem Fall gehört der SPD-Bundestagsabgeordnete Karl Lauterbach dazu. Nicht, dass ich etwas gegen ihn oder seine Partei hätte, nein, überhaupt nicht. Aber für meinen Geschmack ist der studierte Mediziner etwas zu direkt und indiskret, was bekanntlich gefährlich werden kann. So äußerte er sich in einem *Spiegel*-Interview (Ausgabe 10/09) kritisch über seine Kollegen im Plenum. «Schauen Sie sich dort doch nur mal um. Viele Politiker sind übergewichtig und leiden unter Bewegungsmangel. Auch Alkohol ist ein Problem. Von einigen Kollegen weiß ich, dass sie unter zu hohem Blutdruck oder erhöhten Cholesterinwerten leiden.»

Na, da werden sich die Damen und Herren Abgeordnete aber gefreut haben, dass endlich mal einer von ihnen aus dem Nähkästchen plaudert! Und weiter geht's: «Ein anderes Risiko ist noch offensichtlicher: die dicken Bäuche. Am Bauch sitzt das gefährliche Fett. Es gibt eine Faustformel, die sich jeder leicht merken kann. Ab 102 Zentimeter Bauchumfang steigt das Risiko für Herzinfarkt und Schlaganfall deutlich, bei Frauen sogar schon ab 88 Zentimeter.»

Natürlich hat er recht damit, der SPD-Gesundheitsexperte, und unsere Abgeordneten sollten sowieso abspecken, in jeder Beziehung. Aber es ist auch in anderer Hinsicht eine gute Nachricht, die da verbreitet wird: Wenn unsere Volksvertreter zu dick sind, dann heißt das doch nur, sie nehmen ihren Job ernst und vertreten uns tatsächlich nicht nur im Geiste, sondern auch körperlich! Denn wir da draußen rauchen und trinken und essen auch viel zu viel. Schätzen wir uns also glücklich, dass viele Abgeordnete verstanden haben. Sie teilen in unserer repräsentativen Demokratie ein schweres Schicksal mit uns und treten für uns ein ... – halt, stopp! Tun sie das wirklich?! Natürlich nicht. Sie fordern und fördern das Gegenteil: Sport treiben, fit bleiben, sich ausgewogen und angemessen ernähren, auf die Gesundheit achten. Also wieder mal das Übliche: Wasser predigen und Wein trinken. Was man in diesem Fall wörtlich nehmen darf!

Dicke Kollegen gibt es nicht nur bei Herrn Lauterbach, sondern in jeder Branche. Auch in den Medien, auch beim Fernsehen. Ich bin dort beruflich oft unterwegs, schreibe Texte für Shows, berate Moderatoren und coache das eine oder andere Nachwuchstalent vor der Kamera. Exakt dort, *vor* der Kamera, herrscht das absolute Dünnheitsgelübde. Dick geht gar nicht, das kann keiner sehen, das will auch keiner sehen. Zumal das elektronische Medium Fernsehen «aufträgt», will sagen: dicker macht. Alles und jeden.

Mit der Einführung des neuen Bildformats 16:9 hat sich

dieser Effekt sogar noch verschlimmert. Normalwüchsige und normalgewichtige Menschen mutieren auf dem Bildschirm unversehens zu Monsterkraken, aus dem Talkshow-Diskutanten mit leichtem Bauchansatz wird in null Komma nix eine Knutschkugel im Sumoringer-Format. Erst recht, wenn er in einem viel zu tiefen Polstersessel deponiert wurde. Durch die Optik einer Kamera betrachtet, erscheint selbst das ehemalige Spice Girl und heutige Shopping-Wunder Victoria Beckham «nur» schlank und nicht als der ausgezehrte Strich in der Landschaft, der sie in Wirklichkeit ist.

Wer jemals einen der großen Bildschirmstars live vor seinen eigenen Augen erlebt hat, nur ein paar Meter entfernt vielleicht, wird ahnen, wie brutal dieser optische Effekt der Verdünnisierung ist. «Mensch, ist die dürr!», schallt es den VIPs und Sternchen oft bei Autogrammstunden entgegen oder wenn sie am roten Teppich eines Events landen, also mitten unter dem gemeinen Volk. Das dann seinem Namen auch Ehre machen darf: «Unglaublich! Das klappert ja bis hierher!»

Kommt noch dazu, dass bei weiblicher TV-Prominenz schnell das hässliche Wort von der «Magersucht» die Runde macht. Was sehr gefährlich werden kann, auch in juristischer Hinsicht. Wer einem Star das Etikett «magersüchtig» anpappen will, eindeutig zweideutige Vermutungen publiziert oder genüsslich als Gerücht streut, kann sich auf etwas gefasst machen. Unterlassungserklärungen, Dementis und Verleumdungsklagen sind die bekanntesten Nebenwirkungen der Anorexia nervosa. Für weitere Informationen dazu befragen Sie Ihren Rechtsbeistand oder Anwalts Liebling!

Die meisten Promis sind dünner, als die Zuschauer sie einschätzen. Mit einer Ausnahme vielleicht: Mariah Carey, die sich gerne in ihre extrem engen Kleider einnähen lässt, so wie bei der Bambi-Verleihung vor einigen Jahren! Hinter der Bühne waren Legionen von Stylisten und Kostümbildnerinnen damit beschäftigt, die Körpermaße der Künstlerin der Konfektionsgröße ihres Showkostüms anzupassen. Ob das mit Nadel und Faden geschah oder aber mit Nylonschnüren und Sekundenkleber, entzieht sich meiner Kenntnis.

Und es klappte tatsächlich: Das US-Sangeswunder, an dem sich schon Oliver Pocher mit seiner dreisten Frage «Was heißt eigentlich Presswurst auf Englisch?» abgearbeitet hatte, war rechtzeitig zu seinem Auftritt verpackt und verschnürt. Wie man sich allerdings die Rückholaktion von Frau Carey, also ihre Entkleidung vorzustellen hatte, blieb der Phantasie jedes Einzelnen überlassen – vermutlich waren eine Heckenschere und eine Flex im Einsatz.

Wenn sich die Dünnen im Licht der Scheinwerfer tummeln, herrscht im Dunkel dahinter oft dichtes bis dickes Gedränge. So mancher Kameramann schmückt sich mit einem stattlichen Bäuchlein, ebenso wie Redakteure, Lichtsetzer, Produzenten, Tonassistenten, Aufnahmeleiter, Producer oder eben auch Autoren. Maskenbildner und Stylisten fehlen übrigens in dieser Aufzählung, denn sie sind sehr körperbewusst und immer mindestens genau so perfekt gestylt wie ihre Kundschaft! Woher kommt es, dass fernab der Bühne und außerhalb des Showlichts die dünnen Protagonisten ihre Vorbildfunktion verlieren? Ganz einfach: Ein Leben lang *hinter* der Kamera zu stehen oder zu sitzen heißt nichts anderes als: «Hey, du bist nicht im Bild! Lass dich ruhig gehen!» Außerdem müssen wir den statistischen Durchschnitt wiederherstellen.

Und diese Statistik hat es in sich: Die Zweite Nationale Ver-
zehrstudie des Bundesforschungsinstituts für Ernährung hat
2006 festgestellt, dass zwei Drittel der Männer und die Hälfte
aller Frauen übergewichtig sind. Das heißt, sie besitzen einen
Body-Mass-Index von über 25. Bereits jeder siebte Jugendliche
liegt auch schon jenseits dieser magischen Marke, über deren
Sinn und Unsinn man natürlich streiten kann. Was aber un-
umstößlicher Fakt bleibt: Deutschland ist zu dick.

Meine These lautet: Es liegt am Essen. Ich weiß, dass klingt
nicht gerade originell aus dem Mund eines eigentlich mager-
süchtigen Mannes, der nur das Glück hat, dass man es nicht
sieht. Aber im Ernst: Gerade die Art und Weise, *wie* und *wann*
gegessen wird, lässt uns dick werden. Vor allem am Arbeits-
platz. Sehen wir uns die gängigsten Formen der Nahrungsaufnahme bei Berufstätigen doch einfach einmal an:

- Wer zu Hause lebt und arbeitet, kann sich glücklich schätzen: Er hat die Chance, sich gesund und mit frischen Le-
  bensmitteln zu ernähren – wenn er sie denn vorher einge-
  kauft hat.
- Wer von einer Kantine versorgt wird, ist ebenfalls gut dran,
  denn er kann sich sein Menü oft individuell zusammenstellen.
- Wer mittags in einer knappen Viertelstunde am Schreibtisch oder schnell um die Ecke beim Imbiss zuschlagen
  muss, hat Pech gehabt; er wird Pizza, Döner oder die Nr. 65
  vom Chinesen (Chopsuey süßsauer aus dem Karton) bald
  nicht mehr sehen können.
- Wer aber beim Film und beim Fernsehen arbeitet, der hat
  lukullisch betrachtet das große Los gezogen. Er wird ver-

wöhnt nach Strich und Faden. Das Zauberwort heißt: Catering. Spitzencatering! Gute Caterer sind das A und O jeder Show- oder Filmproduktion. Denn nichts ist katastrophaler, als wenn bei Proben und Dreharbeiten die Stimmung in den Keller geht. Etwa wegen schlechter Verpflegung. Und genau deshalb ist Catering mein Untergang!

Sie heißen «Cine Food Factory», «TV Menu Master», «Set Buffet Team» oder so ähnlich, und sie bieten einen *Personal Service* vom Feinsten. Nicht nur warmes Essen in x Variationen, frisches Obst und ein Salatbuffet für Kalorienbewusste, nein, es gibt auch die exotischsten Sirupzusätze zum Kaffee in mindestens acht Geschmacksrichtungen, fünf verschiedene Cola-Getränke, ein Gewürzregal von drei Metern Länge und – mit Abstand am schlimmsten! – die ständige Verfügbarkeit von Torten, Kuchen, Sweeties, Cookies, Bagles, Candys, Brownies, Smarties und Donuts. Also auf den Punkt gebracht: das Paradies auf Erden für Schleckermäuler, die Hölle für leicht Verführbare wie mich.

Sarah Wiener, Quereinsteigerin als TV-Köchin und inzwischen auch als Moderatorin, hatte als eine der Ersten die Zeichen der Zeit erkannt. Sie spezialisierte sich mit einer eigenen Cateringfirma auf Filmproduktionen. Und sie war mit dieser Geschäftsidee schnell erfolgreich. Kein Wunder, dass es nur eine Frage der Zeit war, bis sie auch für das Medium Fernsehen entdeckt wurde – schließlich standen ja genügend TV-Gewaltige bei ihr mit Teller und Besteck in der Hand Schlange!

Natürlich könnte ich auch an der Salatbar zuschlagen. Tue ich auch – vor oder nach dem Hauptgang! Aber man kann doch wirklich nicht von mir verlangen, dass ich an all den Herrlichkeiten vorbeimarschiere und nur mit dem Kopf schüttele: «Nein, dich esse ich nicht, du leckeres fettes Gulasch. Und dich auch nicht, Croissant, musst mich gar nicht so angrinsen. Hallo, Tiramisu – sorry, keine Chance, bleib, wo du bist! Heute betrüge ich dich mit einem Magerquark ohne Früchte, ätsch!» Solche Dialoge schreibt weder das Leben noch irgendein Kollege aus der Abteilung Comedy.

Mein Job beim Fernsehen ist knallhart. Ich muss immer präsent und hellwach sein. – Gut, das erzählen alle Männer, wenn es um ihren Beruf geht, aber in meinem Fall stimmt es selbstverständlich. Das glauben mir auch alle – bis auf meine Frau natürlich. Wann immer ich ihr nach tagelanger Abwesenheit von meinen Einsätzen berichte, wirft sie nur kurz einen kritischen Blick auf meinen Bauch (ich vermute, sie hat ein internes Scanner-Verfahren entwickelt, das ihr erlaubt, mich aufs Gramm genau zu taxieren!) und verwandelt sich dann auf der Stelle in einen furchteinflößenden Appetitzügler.

In meinem Gehirn rattert es jetzt sofort los: Was weiß sie? Wer hat mich verraten? Wo ist das Leck, wo sitzt der Maulwurf? Hat ihr jemand von dem angeblichen Arbeitsessen erzählt, das nach Mitternacht noch lange nicht zu Ende war? Forscht das Hotel etwa wegen der fehlenden Erdnüsse, Chips und Schokoladentafeln aus der Minibar unter meiner Heimatadresse nach? War im Catering eine Webcam installiert, die im Internet jeden Bissen überträgt, den man zu sich nimmt? Informieren Fluggesellschaften jetzt schon die engere Verwandtschaft darüber, dass der Passagier Mr. Deffner beim Verlassen des Fliegers gleich zwei der angebotenen

Schokoherzen eingepackt hat? – Eine Entscheidung steht an: Alles leugnen oder alles beichten? Im Lauf der Jahre habe ich mich für die Variante Wahrheit entschieden. Man lebt einfach besser damit. Außerdem ist die Wahrheit oft dermaßen harmlos, dass meine Frau regelrecht enttäuscht ist, wenn sie von ihr erfährt.

Die reine Wahrheit ist auch, dass wir vom Fernsehen oft nichts tun. Einfach gar nichts. Ja, es ist sogar die absolute Lieblingsbeschäftigung von uns allen. Denn wir müssen wahnsinnig oft warten. Warten, bis es wieder weitergeht. Und warum warten wir? Hier eine kleine, beschränkte Auswahl von Möglichkeiten:

- weil die Technik noch nicht so weit ist und das Einleuchten der Bühne wieder länger dauert,
- weil bei der Teambesprechung zwar schon alles gesagt wurde, aber noch nicht *von* allen,
- weil der Kollege Moderator noch im Stau festhängt,
- weil die junge Praktikantin aus der Requisite das falsche Sofa besorgt hat und die fünf Kandidaten sich weigern, auf dem Doppelsitzer Platz zu nehmen,
- weil die dressierte Ziege aus der Tiernummer nicht das nachmachen will, was ihr dressiertes Frauchen ihr schon x-mal vorgemacht hat (die ersten bösen Zungen sprechen inzwischen von zwei anwesenden Ziegen auf dem Set!),
- weil die Make-up-Fachkraft um zehn Minuten Aufschub gebeten hat, da ihr der Lipgloss für die Mädels vom Ballett ausgelaufen ist,
- weil die feuerpolizeiliche Abnahme wieder mal länger dauert, nachdem der auf Sprengstoff abgerichtete Schä-

ferhund bei der abgestellten Sporttasche eines Komparsen anschlägt – (riechen getragene Socken wirklich nach Dynamit?)

· und weil die anderen auch gerade alle warten.

Und was tun wir in der Zwischenzeit? Richtig. Wir schlagen uns den Bauch voll.

Beim Film ist es übrigens noch schlimmer. Da unterbricht schon das kleinste Wölkchen am Himmel jeden Dreh. Die blitzenden Augen der Hauptdarstellerin könnten verschattet werden, oder die Landschaft säuft ab (rein optisch!) – dieses Risiko geht kein Regisseur ein. Also, abwarten und Tee trinken. Am Catering. Vielleicht dieses Mal den Tee mit einem Hauch von peruanischem Hochlandhonig oder einer Prise Original-Vanille aus Madagaskar ... ich bin sicher, die Jungs vom Catering haben sich eine ganze Tonne Vanille der Jahresernte auf Madagaskar gesichert, die gerade mal nur knapp 750 Tonnen betragen soll!

Wie sagte schon Winston Churchill so richtig: Wer viel arbeitet, muss auch viel essen! Oder war es Alfons Schuhbeck? Egal, wir vom Fernsehen arbeiten viel. Oft tage- und wochenlang durchgehend am Stück, von morgens bis spät in die Nacht, immer unter vollem Einsatz, also eigentlich unter ausbeuterischen Umständen. Was man aber so nicht sagen kann, denn wir warten ja auch viel! Und, wir wollen fair bleiben: Schlecht bezahlt wird diese Tätigkeit auch nicht gerade.

Wir brauchen das Geld aber auch. Denn das Leben, das wir Männer mit Bauch führen, ist teuer. Und es kommt noch dicker. In den USA stellt die Fluggesellschaft *United Airlines* übergewichtigen Passagieren, die nicht in einen Economy-

Sitz passen, künftig einen zweiten Platz in Rechnung, meldet die *Süddeutsche Zeitung*. «Bisher blieb der dicke Fluggast sitzen, und sein Nachbar hatte einen ungemütlichen Flug», sagte eine Sprecherin des Unternehmens. Allein im Jahr 2008 habe es mehr als 700 Beschwerden gegeben. Die Regel lautet ab sofort: Wer sich nicht anschnallen kann, weil der Gurt zu kurz ist, zahlt doppelt. Da kann man nur empfehlen: Dicke, bringt euch eine Verlängerung mit.

Und wenn Sie mit *Ryanair* fliegen wollen, bringen Sie mehr Geld mit. Die irische Billigfliegerlinie plant, von übergewichtigen Kunden höhere Ticketpreise zu verlangen. Die Fluggesellschaft fordert eine «Fat Tax» von «sehr umfangreichen Passagieren». Wie jetzt: «umfangreich»? Wird da etwa mit dem Maßband nachgemessen? Und wann denn überhaupt, etwa beim Buchen im Internet?

Ryanair definiert umfangreich interessanterweise über das Gewicht: Bei Männern gelten 130 Kilogramm als Limit, bei Frauen 100 Kilogramm. Gut, mich und meinen Bauch trifft das nicht. Wäre ich allerdings eine Frau, ich käme künftig richtig teuer. Dabei habe ich schon mit meinen 100 plus ein paar Kilos genügend Probleme. Einen wirklich bequemen Sitzplatz konnte ich in der Economy Class bei Inlandsflügen jedenfalls noch nie entdecken – weder bei der *Lufthansa* noch bei *Germanwings*, *Air Berlin* oder der Konkurrenz. Links und rechts zwickt es, und die Beine darf man halb verknotet wie bei einem indischen Yogi unter den Sitz des Vordermanns klemmen.

Trotzdem, bei nächster Gelegenheit werde ich am Flughafen zum *Ryanair*-Schalter gehen und dort beim Einchecken der Passagiere zusehen. Wird bestimmt lustig, wenn das Bodenpersonal dann nicht nur fette Reisekoffer, sondern auch moppelige Dicke, zu breit geratene Damen und jede Menge Zweifelsfälle auf die Waage bittet. Und was passiert eigentlich, wenn die 130 Kilo-Grenze erreicht wird – klatschen dann alle Umstehenden, so wie bei jeder gelungenen Landung im Urlauber-Jet? Immer wieder verwunderlich: Als ob so eine sanfte Landung nicht im Preis mit drin wäre, sondern als Bonus, mit schönem Gruß vom Piloten, oben draufgelegt wird!

Ein guter Bekannter von mir wäre auch der perfekte Anwärter auf Applaus dieser Art. Jedenfalls, wenn er so weitermacht wie bisher. Ich kenne Peter (er heißt natürlich völlig anders!) noch aus seinen schlanken Zeiten. Damals war er freier Autor so wie ich, und es ging ihm gut. Heute ist er Redakteur bei einem großen deutschen Privatsender, und es geht ihm eher ... na, sagen wir wechselhaft. Auch was sein Gewicht betrifft.

Peter und ich, wir schätzen es sehr, wenn auch die äußeren Rahmenbedingungen für eine Showproduktion stimmen. Er versteht darunter allerdings vor allem den Aufbau eines opulenten Caterings. Das ist gut fürs Format, sagt Peter immer, und damit meint er nicht nur Grundidee und Konzeption der Show, sondern auch seinen Bauch. Er ist bekannt dafür, dass er immer als Erster am Buffet eintrifft, sobald es im Studio oder am Set wieder mal «gestorben» heißt. Böse Zungen behaupten, er halte sich grundsätzlich nur in Nähe der nächstgelegen Studiotüre auf. Nächstgelegen zum Buffet. Und dann, sobald wieder mal Pause angesagt ist, nichts wie raus und nachfassen!

Ein wenig sieht man ihm seine Vorliebe für «das kleine Menü zwischendurch» auch an: gerne mal Krümel auf dem

Hemd, letzte Reste von Mayonnaise oder Nutella im Mundwinkel, ein angebissenes Baguette mit frischem Hack auf der Hand und dazu dieses ständige genüssliche Nachschmatzen, wenn man ihn anspricht. Muss ich betonen, dass Peter ein paar Kilos zu viel auf den Hüften hat? Kein schöner Anblick, aber ich muss gestehen: Peter und ich, wir sehen uns ein wenig ähnlich!

Was treibt ihn, was treibt uns da eigentlich genau in die Fänge von Kalorien und Kohlenhydraten? Ist es Frust über das Leben an sich, eine momentane Krisensituation, die Liebe, das Schicksal? Oder Heimweh? Vielleicht ja auch die pure Gewohnheit, denn wer weiß, *wie* man viel isst, tut es einfach immer wieder. Oder ist es nur das gute Gefühl, gerne im Team und mit anderen vor sich hin zu futtern?

Ich denke, persönliche Krisensituationen können wir hier nicht analysieren. Heimweh, Liebe, Schicksal und Frust am Leben sollten wir ausschließen. Ich kann nämlich auch zu Hause ganz gut essen (was meine Frau tierisch aufregt), ich empfinde mich durchaus als glücklicher Mensch (was meine Frau oft irritiert zur Kenntnis nimmt, wo ich doch einen Bauch habe), und mein Schicksal ist kein schreckliches, sondern ein bis jetzt sehr gütiges (was meine Frau auch so sieht, kein Wunder, sie hat ja auch erheblichen Anteil daran!).

Bleiben die pure Gewohnheit und der reine Genuss. Und da kommen wir der Sache schnell auf die Spur. Noch schneller vielleicht mit einem dazwischengeschobenen Blick zurück. Wie im vorangegangenen Kapitel zu erfahren war, habe ich als Schüler ein Internat besucht. Das Catering dort war ... na, sagen wir: anders. Es gab keines! Um unsere Ernährung kümmerte sich eine Küchenmannschaft, die jeden Tag vor der gleichen Herausforderung stand: Wie bekommen wir mehr als 110 Internatsschüler satt, ohne dafür jemals gelobt zu werden? Sie haben diese Challenge nicht nur angenommen, sondern auch perfekt umgesetzt. Jeden Tag.

Gegessen wurde in einem großen Speisesaal, kalt und grau. Leider entsprach er in keiner Weise dem altehrwürdigen Speisesaal von Hogwarts, dem Zauberinternat von Harry Potter. Während Harry, Hermine, Ron und all die anderen Mini-Magier dort inmitten eines prachtvollen, holzvertäfelten Prunksaals speisen dürfen, wurde uns an blanken Tischen mit Resopalplatten das serviert, was die Küche wieder angerichtet hatte: Grießbrei oder zähes Rindfleisch oder Eintopf ohne zähes Rindfleisch oder Spaghetti *duro brutale* (steinhart) oder Grießbrei ... ach so, hatten wir ja schon!

Trotz allem, der Hunger trieb es hinein. Und wenn man etwas in einem Internat lernt, dann sind es Schnelligkeit, unbedingter Siegeswille und Durchsetzungsvermögen – bei der Nahrungsaufnahme. Wenn die abgezählten Fleischstücke auf den Tischen landeten, hieß es unter uns Lateinschülern nur noch «schneller – höher – weiter». Schnell mit der Gabel das größte Stück aufspießen, danach sofort hoch mit der Hand, denn die anderen Gabeln befanden sich mit den Zinken voraus noch im Anflug, und möglichst weit weg mit der Beute von den nachsetzenden Waffen der anderen! Das Geheimnis übrigens, wie man bei sechs Portionen Fleisch pro Tisch ein viel zu großes Stück und fünf viel zu kleine Stücke auflegen kann, hat die längst verstorbene Küchenchefin mit ins Grab genommen. Auf jeden Fall begriff ich in diesen Tagen, welche wichtige Rolle die richtige Ernährung im Überlebenskampf spielt.

An der Stirnseite der kahlen Halle, also im Gesichtsfeld der hungrigen Zöglinge, saßen die Erzieher an einem eigenen Tisch. Sie bekamen, auf besserem Geschirr, demonstrativ dasselbe aufgetischt wie wir. Diese Form der stillen Solidarität zwischen Lehrern und Schülern sollte deutlich machen, dass auch kulinarisch betrachtet geteiltes Leid halbes Leid sein kann. Eine Botschaft, die bedauerlicherweise nur bis zu dem Tag funktionierte, an dem einige Lehrer unmittelbar nach dem Mittagessen im Internat beim Besuch eines Speiselokals der besseren Kategorie in L. beobachtet wurden. Die Herrschaften waren dort offensichtlich Abonnement-Kunden und fassten täglich ungeniert nach.

Aha, dachte ich mir, es gibt also Besseres jenseits der Heimmauern. Ich fasste einen Beschluss. Einen Tag nach meinem 18. Geburtstag war es dann so weit: Ich konnte bei dem recht widerspenstigen Leiter unserer kleinen, aber gar nicht feinen Erziehungsanstalt durchsetzen, als externer Schüler anerkannt zu werden – was wiederum zur Folge hatte, dass ich das Schülerheim verließ und mir ein Zimmer in L. nahm. Endlich die Freiheit, die ich meine! Das Leben hatte mich wieder!

Die Logistik in fast allen Ernährungsfragen übernahm ab sofort der Supermarkt an der Hauptstraße. Und mittags nahm ich quasi einen neuen Job an: Ich wurde Abo-Esser in einer Kneipe. Sie war etwa drei Kategorien unter jenem Restaurant angesiedelt, in dem die heuchlerische Pädagogenschar speiste. Und sie lag Gott sei Dank in einer anderen Ecke des kleinen Städtchens L.

Das Lokal war irgendwann einmal auf den seriösen Namen «Ratsstube» getauft worden, konnte dieses Image aber weder außen noch innen einlösen. Schon bei der Namensgebung waren die falschen Zutaten zusammengemixt worden: Ehrwürdige Ratsherrn verkehrten dort ebenso wenig, wie die abgewetzt-schäbige Brauerei-Standard-Einrichtung dem Ruf einer guten Stube gerecht geworden wäre.

Egal, für schlappe 2,50 Mark pro Nase gab es dort für einige Externe und mich ein Mittagessen, inklusive Suppe, Hauptgang und Nachtisch. Die Preise sind nicht mehr vergleichbar mit denen heutzutage, die Qualität war es schon: gruselig! Das Fleisch war noch zäher als im Internat, die Suppe dünn und der Nachtisch klein. Aber, welch Wunder, es war mir wurstpiepegal. Denn der Geschmack der Freiheit, auf den ich gekommen war, er würzte alle Speisen auf wundersame Weise nach.

Abo-Essen wurde und wird meiner Erfahrung nach vor allem von Lokalen angeboten, die entweder ums Überleben kämpfen oder einen unrettbar schlechten Ruf haben. Auch in meinem neuen Revier wurde die kleine Schar von Rabatt-Gästen nach dem Motto abgespeist: «Und täglich grüßt das Murmeltier.» Nur, dass es statt Murmeltier Bratwurst gab. Oder Spaghetti. Oder Schaschlik. Oder wieder Bratwurst.

Nach Ansicht des Ratsstuben-Wirtes erfüllte diese überschaubare Varianz das Versprechen täglich wechselnder Menüs völlig, mit dem er auf der Schiefertafel vor dem Lokal auf Kundenfang ging. Man wurde bedient – und war dann auch bedient. Denn die Kellnerin konnte es sich leisten, extrem unfreundlich zu sein. Schließlich war sicher, dass man am nächsten Tag eh wieder da sein würde, um die kleinen grünen Abreißkärtchen einzulösen. Zehn Stück zum Preis von neun – ja, auch damals war Geiz schon geil und Schnäppchenfieber als weltweite Pandemie anerkannt.

Aber was soll's, ich war 18 und brauchte die Kalorien. Und es schmeckte mir schon deshalb, weil ich wusste, dass zur selben Zeit im Internat die zurückgelassenen Kumpel im großen Speisesaal mit dem klebrigen Grießbrei oder dem undefinierbaren Eintopf kämpften. Ohne Nachtisch!

Was nimmt man mit aus seiner Jugendzeit? Ich bin mir sicher, dass es – neben prägenden Erlebnissen und Enttäuschungen – auch solche erworbenen Verhaltensmuster sind. Heute noch bin ich, ganz im Gegensatz zu meiner sonstigen Performance, am heimischen Mittagstisch der Schnellste von uns fünfen. Und das aus Amerika herüberschwappende Phänomen des Super-Sizing, der XXL-Portionen mit viel zu viel, das habe ich weitsichtig schon vor Jahren vorweggenommen.

Es macht übrigens einen großen Unterschied, ob man alleine oder in Gesellschaft isst. Bei mir jedenfalls. Speise ich alleine, esse ich gerne zu viel. Esse ich in Gesellschaft, ist es deutlich weniger. Warum? Weil es weniger gibt, etwa bei den berüchtigten Geschäftsessen oder festlichen Einladungen. Sie sind ja bestimmt von einer gewissen Langsamkeit und einem klar definierten Minimalismus auf dem Teller. Mir geht das eigentlich gegen die Natur, ich versuche jedoch, mir nichts anmerken zu lassen. Obwohl der Magen knurrt, das Auge verzweifelt ob der Mini-Portiönchen und die Hand unterbeschäftigt ist – das hält man durch. Auch wenn es übertrieben sein mag, dass man sich für drei Böhnchen an Spargelmousse mit einem Tupfer Essigessenz extra geduscht, gestriegelt und in Abendgarderobe geworfen hat!

Ich habe gelernt: Die einzelnen Gänge eines Dinners bei Kerzenschein wollen erkämpft sein. Mit viel Zeit und großer Langmut. Es beginnt oft mit einem Traum von Lachs-Carpaccio auf einem Bett von Grashalmen, das aber nur aufgetragen wird gegen freundliche Worte, die man gefälligst mit seiner gleichfalls hauchdünnen Tischdame zu wechseln hat; noch dünner kommt die Scheibe Tafelspitz auf den Tisch, nebst zwei Kartöffelchen (sie machen ihrem Namen wirklich alle Ehre!), allerdings nur, wenn man sich zuvor die Filibuster-Rede des Gastgebers einverleibt hat, der mit dem vielversprechenden Satz startete «Nur ein paar kurze Worte ...»; danach eine Komposition von Lachs mit einem cremigen Gurken-schaumkringel, der sich beim Zubeißen als geschmackloses Nichts erweist und so denselben Eindruck hinterlässt wie das kurze Gespräch mit dem Herrn gegenüber. («Ach, Sie schreiben fürs Fernsehen! Sagen Sie, ist das nicht furchtbar, was die heutzutage alles bringen? Also, meine Frau und ich, wir gucken nur die Tagesschau und diese Sendung mit dem ... na, wie heißt er doch gleich? ... Äh ... Ich komm nicht drauf ... Moment, ich frage mal meine Frau: Schatz, wie heißt doch gleich dieser ... na, du weißt schon ...») Und last, but not least ein Hauch von Soufflé flambé, das explosionsartig hinter meinem Rücken mit einem garantiert aus den Beständen der Bundeswehr geklauten Flammenwerfer abgefackelt wird. Im Widerschein der riesigen Stichflamme erkenne ich auch endlich, dass es sich bei den drei vermeintlichen Erbsen in dem Schüsselchen vor mir um kleinwüchsige Baby-Erdbeeren handelt, die wohl schon in frühester Kindheit Mutter Erde entzogen wurden. Das Dinner neigt sich dem Ende zu, und ich habe Hunger. Beim nächsten Mal werde ich vorher wieder essen gehen.

Zur Aufmunterung zwischendurch ein kleines Ratespiel. Von wem stammt der folgende Satz?

«Es kann doch nicht sein, dass viele Menschen ihr Auto regelmäßig zur Inspektion bringen, aber ihren Körper, der schon im roten Bereich ist, nicht trainieren. Dicke, die keinen Sport treiben, handeln unverantwortlich!»

Na, wer war's? Boris Becker? Johannes B. Kerner? Heidi Klum? Michael Ballack? Bundespräsident Horst Köhler? Das Gesundheitsministerium? Dieter Bohlen?

Alles falsch: Der scharfe Appell an alle Dicken stammt von – Reiner Calmund. Der 139-Kilo-Mann (Stand: April 2009) wetterte aus Anlass seines Trainings für einen Halbmarathon gegen unsportliche Bauchträger. Inzwischen hat Calmund tatsächlich beim Ruhrmarathon in Gelsenkirchen seinen inneren Schweinehund über die geforderte Distanz von rund 21 Kilometer geschleppt und den Sieg über sich selbst auch gebührend gefeiert. Er fühle sich «federleicht, so leicht wie eine Bleifeder» meinte er. 30 Kilogramm und 20 Zentimeter Bauchumfang seien verloren gegangen in den zurückliegenden acht Monaten des Trainings. Und sein Motto für den Halbmarathon, den er walkend in der Abteilung «Schwertransporter und Elefanten» (O-Ton Calmund) absolvierte, lautete: «Gesund ankommen und unterwegs nicht übernachten.»

Interessant fand ich in diesem Zusammenhang die Reaktion des Publikums am Straßenrand: Die Gelsenkirchener wollten Calmund alle paar Meter mit Bonbons und Leckereien zum Aufgeben bewegen, riefen: «Hierher, Calli, lecker Bockwurst!», und verschärften so die sportliche Herausforderung um etliche Kalorien. Aber wie man hört, widerstand er mannhaft. Ich weiß nicht, ob die Managerlegende schon ein Angebot des weltgrößten Automobilherstellers bekommen hat, bei der nächsten Kampagne dessen Slogan «Nichts ist unmöglich» zu verkörpern. Aber Hut ab vor dem gewichtigen Joggingwunder!

Sein Beispiel macht aber nicht nur Mut, es zeigt auch, wie schnell man vom Saulus zum Paulus werden kann: Vor ein paar Jährchen noch predigte der Genussmensch Calmund auf allen Kanälen mit der ihm eigenen Power: «Rund? Na und!» Jetzt dürfen die, die sich damals auf ihn berufen haben, sehen, wo sie bleiben. Nicht, dass der Exmanager noch das Lager wechselt und wie einst Dauerläufer Joschka Fischer zum Spargeltarzan auf Zeit mutiert. Die Story des ehemaligen Außenministers belegt ja auch: Nichts muss bleiben, wie es ist oder einmal war. Und es gibt leider auf der Wegstrecke von dick nach dünn immer auch ein Zurück.

Die langjährige ehemalige Chefredakteurin von *Bunte* und *Elle*, Beate Wedekind, weiß, wovon ich spreche. In einer großen deutschen Boulevardzeitung und in ihrem eigenen Web-Blog beschrieb sie ausführlich den Jo-Jo-Effekt, den sie erlebt hatte. Von 90 Kilo auf 58 runter, dann das Gewicht ein Jahr lang gehalten und sieben Monate später wieder ab nach oben, Richtung 80. Und wenn's geht, das Ganze noch einmal von vorne. Aber nicht nur das Gewicht schwankt, auch die Stimmung. Die seelischen Ups und Downs nehmen einen mehr mit, als man glaubt, und das Patentrezept, mit viel Essen den seelischen Ballast erfolgreich verdrängen zu können, funktioniert irgendwann nicht mehr.

«Ja, ich hasste mich. Ich liebte mich nicht. Das war der Punkt» – auf diese Formel bringt Beate Wedekind ihre Stimmungslage als unfreiwillige Jo-Jo-Spielerin. Bei der Verleihung der *Goldenen Kamera* arbeiteten wir auch schon einmal zusammen. Ich betreute damals textlich und psychologisch die prominenten Laudatoren auf und hinter der Bühne und begegnete so Dustin Hoffman, Geraldine Chaplin, Hugh Grant (meine Frau springt gerade wie elektrisiert um mich herum: «Wieso hast du mir das nie erzählt? Wie isser, wie isser?») und Elton John. Auch so ein Bauchmensch!

Als wir zusammen hinter der Bühne in der Dekoration standen, wo Sir Elton John auf seinen Auftritt fünf Minuten später wartete, tigerte er hochkonzentriert auf und ab. Irgendwann blieb er stehen, sah mich, dann meinen Bauch, klopfte kurz auf seinen eigenen, blickte mir tief in die Augen und sagte: «Your German food – it's too good for me. How did you survive?» Ich weiß nicht, ob Elton John wirklich vom Catering genascht hatte oder ob die Bordverpflegung auf seinem Lear Jet von Feinkost Käfer in München stammte – auf jeden Fall: Dicke können auch solidarisch sein!

Genuss und Frust, Hochgefühl *durch* Essen und *beim* Essen, miese Stimmung *nach* dem Essen und *zwischen* den Mahlzeiten – wenn diese Schere erst einmal funktioniert, ist schnell Schluss mit lustig. Essen, leiden, essen, leiden ... eine unendliche Kette, die viele unglücklich macht. Ich muss gestehen: Auch bei mir läuft es in Ansätzen exakt so ab, aber der einsetzende Leidensdruck, der ist minimal. Gut, ich wäre gerne schlanker, ja, ich hätte gerne weniger Kilos drauf, sicher, ich würde gerne jünger, dünner, attraktiver rüberkommen – aber nein, ich bin nicht verzweifelt. Da lasse ich mir die Butter nicht vom Brot nehmen (um endlich mal eine gelungene Metapher zum Einsatz zu bringen!).

Wahre Schönheit, so weiß der Volksmund, kommt von innen. Wenn das so ist, haben wir dickere Typen viel Schönes zu bieten. Denn unser Innenraum bietet Platz, viel Platz. Und wir sind ja auch nicht gerade wenige. Ich jedenfalls begegne meinen Schicksalsgenossen überall und andauernd. Mit einer Ausnahme: Bei meiner Tätigkeit als Coach für Fernseh-Moderatoren gibt es grundsätzlich immer nur einen Anwesenden mit Bauch im Raum. Mich. Ist ja auch klar. Wer im Fernsehen arbeitet und sich dort den Zuschauern präsentiert, von dem wird erwartet, dass er sich auch äußerlich für den Posten qualifiziert hat. Dies gilt allerdings nicht für manche Redaktionsleiter, die tief in sich deutlich spüren, dass sie zum Moderieren berufen sind.

Interessant ist immer wieder die erste Reaktion meiner Coaching-Opfer, wenn wir uns vorher noch nie begegnet sind. Aha, schießt es da meinem Gegenüber fast schon sichtbar durch den Kopf, *der* will *mir* beibringen, wie man sich vor der Kamera bewegt? Wie soll das denn gehen, mit *der* Statur? – Nun, es geht meistens recht gut. Denn den Eigentümer dieser Statur hat es selbst nie ins «On» gezogen, also vor die Linsen hochempfindlicher TV-Kameras.

Nur einmal, in den späten siebziger Jahren, habe ich selber an einem Casting für eine Spielshow teilgenommen. Damals noch wesentlich schlanker, hatte ich gerade eine Hospitanz in der Redaktion Unterhaltung des Bayerischen Fernsehens absolviert. Irgendjemand kam dann auf die Idee, es doch mal mit dem jungen Mann zu versuchen, der sich so blöd nicht angestellt hatte. Und schwupps, schon fand ich mich mit drei anderen Bewerbern in einer Art Hindernisparcours wieder, der in einer alten Turnhalle aufgebaut worden war. Wir mussten mit Strohkandidaten ein neues Konzept vorturnen, dabei spontan witzig sein und uns gleichzeitig wie alte Hasen des Showbiz gebärden. Das Ende vom Lied: ein total durchgeschwitztes Jackett, jede Menge Versprecher, komplett desorientiertes Verhalten im Set und eine nett formulierte Absage schon am nächsten Tag. Den Job bekam dann übrigens ein Blödelbarde aus Norddeutschland.

Inzwischen habe ich dazugelernt und auch das Glück gehabt, mit vielen deutschen Showgrößen zusammenarbeiten zu können. «Das bildet, mein Junge!», pflegte einer von ihnen immer zu sagen. Und er hatte recht! Ebenso wie Rudi Carrell, den ich bei der Flirtshow *Herzblatt* kennenlernte: «Fernsehen soll das Wichtigste im Leben sein? Dass ich nicht lache! Den Satz hört man nur von Leuten, die sich selbst für die wichtigsten halten!» Rudis Spruch sorgt heute noch für ein unsichtbares Lächeln bei mir, wenn wieder einmal ein Wichtiger Wichtiges zu sagen hat. In Ernährungsfragen war Rudi allerdings nicht unbedingt ein Vorbild. Ich habe seine beiden Merkmale – absolut schlank und passionierter Biertrinker – selber nie konfliktfrei miteinander vereinbaren können, war allerdings auch froh, nicht mehr, so wie er, Mitglied im Club der Raucher zu sein.

Täusche ich mich oder gab es früher wirklich mehr übergewichtige Kollegen in der Autorenschaft? Mein persönlicher, eventuell nostalgisch verklärter Blick zurück landet immer wieder mitten in Buchbesprechungen und Redaktionsmeetings, bei denen man sich gewaltige Mengen an süßen Riegeln, Canapés und Mini-Törtchen reinstopfte und literweise mit zuckerhaltigen Drinks nachspülte. Dementsprechend war man als leicht Übergewichtiger klar in der Minderheit – die meisten Kollegen waren dicker.

Jahre später schwappte dann die große Wasserwelle übers Land. Man musste trinken, trinken, trinken. Immer und überall. Kollegen, die ohne persönliche Wasserflasche in der Hand unterwegs waren, wurden wegen drohender Dehydrierung sofort zum Arzt gebracht. Die Frage «Mit oder ohne?» wurde zu einer Art Glaubensbekenntnis, und Zusatzstoffe, etwa Süßigkeiten oder andere kleine Schweinereien, waren schwer verpönt. Man arbeitete und fastete gleichzeitig – toll. Was für mich bedeutete, dass erst nach getaner Arbeit die große Völlerei angesagt war. Spätabends zum Beispiel. Oder gleich vorneweg am Frühstücksbuffet in den Hotels. Irgendjemand musste mich doch belohnen – und wenn ich es selber war. Das war die Zeit, in der ich die anderen Mit-Arbeiter eindeutig überholte, jedenfalls gewichtstechnisch. Und heute? Heute steht entweder eine prall gefüllte Obstschale auf den Konferenztischen ... gar nichts. Die Finanzkrise hat auch ökotrophologisch eine Schneise quer durch Deutschland geschlagen. Seht her, wie wir darben! Und ich bin wahrscheinlich derjenige, der darunter am meisten zu leiden hat.

Jetzt hat sich doch glatt ein leichter Hauch von Bitterkeit eingeschlichen in diesen ansonsten eher unverbindlichen Text. Und das alles nur, weil der Autor einer Tatsache nicht ins Auge blicken will: Er ist nicht nur dicker geworden, nein, auch älter! Na klar rücken da ganze Generationen von neuen Schreibern nach, logisch sind die jünger und besser und gefragter und moderner und näher dran und angesagter und hipper ... und dünner!

Was nun? Abnehmen? Sich operieren lassen? Jugendsprache lernen? Bei *H&M* shoppen gehen? Haare tönen? Tätowieren lassen? Bietet die Volkshochschule da Kurse an? – Ich bin noch nicht sicher, wie eine adäquate Reaktion meinerseits aussehen könnte. Und bis es so weit ist, werde ich erst mal essen gehen. Das beruhigt. Danach sieht die Welt wieder anders aus. Garantiert.

Kommentar der Ehefrau

Schon mal die Grundthese ist falsch: Wer zu Hause arbeitet, kann frisch einkaufen und sich gesund ernähren? Wer in der Kantine zu Mittag isst, hat die Wahl zwischen verschiedenen Salaten und kalorienarmen Speisen? Und wer als Coach und Unterhaltungsautor am Catering rumhängt, ist ein Opfer der Umstände? Nichts falscher als das.

Wer zu Hause arbeitet, könnte – wohlgemerkt könnte – sich gesund und frisch ernähren wie jeder andere Arbeitnehmer auch. Derjenige aber, um den es hier geht, ernährt sich daheim mit dem mäßig kalorienarmen Schokokuchen von Aldi, mit Weißbrot und Salami, mit Bier und Wein. Mit Schokolade und Nüssen. Was halt so gegessen sein will von einem, der zu viel Zeit hat, zwischen zwei Google-Recherchen oder einem schnellen Blick ins Fernsehprogramm um den Kühlschrank herumzuschleichen.

Der Autor dieses Buches behauptet überdies, er kaufe all die ungesunden Dinge, die bei uns daheim herumstehen, nur für die armen Kinder. Als wenn die Chips und Kekse bräuchten! Jede Ermahnung der so verantwortungs- wie figurbewussten Mutter, dass so ein Zeug nur in Ausnahmen ins Haus gehört, wird unterlaufen – aus schlichtem Eigeninteresse.

Zweitens: Der Mann war schon lange in keiner Kantine mehr, sonst wüsste er, dass die Salate, die dort in der Regel im Angebot sind, aus weichen Tomaten, matschigen Gurken, Dosenmais und nitratverseuchtem Rucola bestehen. Da greift der Büromensch lieber zur preiswerten Alternative, zu Nudeln oder Suppe. Kantinenessen ist die wahre Geißel der Menschheit.

Und drittens gilt auch vor einem Catering mit Tiramisu und Gulasch: Der Mensch hat einen freien Willen. Und kann nein sagen. Und könnte sich – anstatt mit einem Schokoriegel – in der Drehpause mit einer Walking-Anstrengung rund ums Studio belohnen. Aber das würde bedeuten, den Körper nach draußen zu tragen, sich aus der bequemen Sitzhaltung eines gepolsterten Stuhls am Set zu erheben und Glückshormone durch Bewegung, nicht aber durch Ernährung zu erkämpfen.

Nur: Das Kind im Mann braucht Belohnung. Verzicht bedeutet: erwachsen sein. Und das werden die Jungs eh nie.

PERFEKTER PARTNER –
GEBORENES OPFER

Was man für die Löffelchenstellung alles im Kreuz haben
muss, warum Sportcracks nicht nur gut aussehen, sondern
leider auch sympathisch sind, worüber vier nackte Männer in
der Sauna reden, wer in Tschechien nicht mehr auf die Straße
darf und wie Shakespeare untenherum aussah

Männer und Frauen passen nicht zusammen, heißt es. Oder
präziser formuliert: brüllt es! Überall. Versuchen Sie einmal,
in der Buchhandlung Ihres Vertrauens oder im *Book Shop* am
Flughafen unbehelligt durch all die Bücherstapel zu kommen,
die sich diesem Thema verschrieben haben! Frauen können
nicht einparken, Männer können nicht zuhören; Frauen wollen Gefühle fühlen, Männer wollen Füllige fühlen; Frauen gucken angeblich als Erstes in die Augen, Männer garantiert auf
den Po; Frauen wollen nur den Einen und von dem dann alles,
Männer wollen nur das Eine und das dann mit allen – nichts
passt zueinander, und, ganz schlimm, nichts kann im Nachhinein auch nur ansatzweise passend gemacht werden.

Die gefühlte Befindlichkeit zwischen Mann und Frau war
noch nie so verfahren und aussichtslos wie heute. Also her
mit den Bestseller-Ratgebern, die sich als Frau-Mann-/Mann-
Frau-Sprachlexika mit Übersetzungshilfe für *Dummies* und
Absolute Beginners verstehen. Wir müssen uns munitionieren
für den Geschlechterkrieg, inklusive 280 Abbildungen zum
Ausschneiden.

Die Mariobarthisierung Deutschlands ist inzwischen weiter fortgeschritten, als wir uns das jemals vorstellen konnten. Was früher der sozialpsychologische Auftrag jedes Barkeepers im angesagten Nachtclub der Stadt war – nämlich die gesprächstherapeutische Aufarbeitung von Eheproblemen aller Art –, das muss heute die Comicszene oder der Buchhandel erledigen.

Aber für Männer wie mich, die herausragende Charaktereigenschaften besitzen, also einen wohlgeformten Bauch, kann der Gang ins Leseparadies schnell in einem Desaster enden. Ich habe da so meine Erfahrungen.

«Guten Tag. Wo finde ich denn bei Ihnen etwas zum Thema Mann und Frau?»

«Was genau suchen Sie denn?»

«Na ja, so grundsätzlich halt über die Probleme, die so irgendwie zwischen Frauen und Män...»

«Kevin, kommst du mal bitte! Der Herr hier hat Probleme mit Frauen!»

«Moment mal, nein, ich möchte nur ...»

(Kevin eilt heran.)

«Guten Tag. Sie sind der Herr mit den Problemen?!»

«...»

«Um was genau geht es denn?»

«Also, ich würde mich gerne informieren, warum meine Frau immer so gereizt reagiert, wenn ich ...»

«Ah ja, Gewichtsprobleme also. Ich denke, da könnte Ihnen dieser kleine Band weiterhelfen, *Du essen – ich scheiden*. Oder *Ich hasse jedes Pfund an dir*. Sie könnten es auch mit *Dicker Mann, was nun?* versuchen oder *Nett & fett* oder ...»

«Vielen Dank, ich schau dann mal selber weiter, ja?»

«Aber gerne! Übrigens, bei der Espressomaschine liegen auch Kekse. Nur falls Sie Hunger haben!»

Es waren Erlebnisse wie dieses, die mich dazu brachten, künftig auf die Lektüre jeglicher Ratgeberliteratur zu verzichten.

Außerdem sehe ich diesen angeblichen Geschlechterkonflikt völlig anders. Ich glaube nämlich, dass Mann und Frau in vielen Fällen bestens zueinander passen. Sie haben es oft nur noch nicht gemerkt. Ich glaube dies erst recht, seitdem ich mein «Problem» offen vor mir hertrage – meinen Bauch. Da es wirklich nur ein Bauch ist und kein kugelpraller Koloss, passt er übrigens ganz hervorragend in das ebenfalls nur leicht gewölbte Hohlkreuz meiner geliebten Frau bei der ebenfalls geliebten Löffelchenstellung ... aber das nur nebenbei bemerkt.

Nein, so ein Bauch – wenn er denn männerseitig angebracht ist – erspart einer Mann-Frau-Beziehung automatisch jeden Stresstest. Wer ist der Attraktivere von uns beiden, wer der schlankere, gesünder wirkende, sportlichere Partner? Na klar: sie! Wer ist disziplinierter, kann sich besser selbst kontrollieren, wer hat seine Gelüste und Schwächen besser im Griff, und wer sieht einfach viel besser aus? Na wer wohl? Sie. Es ist mein Bauch, der sofort, jederzeit und jedem unmissverständlich signalisiert, wer in unserer Beziehung die Hosen anhat beziehungsweise wer sie auch ohne Gürtel tragen könnte. Genau genommen hat meine Frau meinem Bauch viel zu verdanken – aber ich fürchte, diese Tatsache wird sich am Ende des Kapitels in ihrem Kommentar auch wieder anders lesen.

Meine Frau sieht ja vieles anders. Sie möchte, dass ich

abnehme. Sie möchte, dass ich Sport treibe. Und sie möchte, dass ich ein anderer Mensch werde. Ihrer Meinung nach sollten alle drei Veränderungen auch möglichst gleichzeitig vonstatten gehen und von tiefster Nachhaltigkeit geprägt sein. Nun, um ehrlich zu sein, da sehe ich schwarz für meine Frau. Auch wenn ich immer wieder aufs Neue versuche, das eine oder andere Pfund zu verlieren, es findet sich todsicher schnell Ersatz für diesen Verlust – im Kühlschrank, in der Speisekammer oder an der Currywurstbude im Nachbarort. Man müsste eben im Schlaf abnehmen können ...

Es gibt übrigens jemanden, der das kann. Johann Lafer, TV-Kochlegende aus ARD-ZDF-Sat.1-RTL-3sat-usw. (wobei *usw.* kein TV-Sender ist!), hat im Schlaf abgenommen. Einfach so. In seinem neuesten Buch verrät er den Trick: «Morgens Kohlenhydrate, mittags Mischkost und abends Eiweiß», dann würden nachts automatisch «Schlankmacher-Hormone» aktiviert. Laut einem Ernährungswissenschaftler könnten so «zwischen Mitternacht und sieben Uhr morgens bis zu 100 g Fett verbrannt werden». Klingt sehr authentisch, schon allein wegen der verblüffenden Schreibweise von «100 g Fett». Da merkt man eben, wie der tägliche Umgang mit halbliterarischer Küchenrezept-Poesie aufs eigene Leben abfärbt.

Johann Lafer soll ganze 15 Kilogramm abgespeckt haben, nur mit diesen nachtaktiven Schlankmacher-Hormonen. Ist das nicht raffiniert? Drängt sich die Frage auf, ob man diese Wunderhormone nicht irgendwo kaufen kann. Vielleicht in der Tierhandlung? Oder doch in der Apotheke? Einfach eine Handvoll Hormone schlucken, sie nachts ihr tödliches Handwerk verrichten lassen und so in 100-Gramm-Schritten abnehmen. Macht in zehn Tagen ein Kilo, in 100 Tagen zehn

Kilo und in 1000 Tagen 100 Kilo – aber so weit will ich es gar nicht kommen lassen.

Trotzdem, es wird nichts werden mit dem Wie-im-Schlaf-Abnehmen. Denn nachts kann es für mich nur ein Ziel geben: Kräfte sammeln für die Herausforderungen des Geschlechterkampfs am nächsten Tag. Natürlich ist meine Position nicht gerade die stärkste. Aber dieser Automatismus, mit dem mir und meinem Bauch generell Unzulänglichkeit, Unterlegenheit und Inkonsequenz unterstellt wird, der muss ausgehebelt und besiegt werden. Täglich aufs Neue, mit allen Mitteln. Auch mit Kalorien und knallharten Argumenten.

Beginnen wir also mit einer offenen Provokation: Ich bin genau genommen mit der falschen Frau verheiratet! Ausgerechnet ein sportliches, bewegungssüchtiges, blitzgescheites und dabei auch noch blitzschnelles Exemplar des anderen Geschlechts musste es sein. Ich, der ich als Bauchträger doch geradezu prädestiniert bin, ewig Opfer zu sein, suche mir noch zielgenau ausgerechnet diejenige, die mir am meisten Zunder geben wird. Ich muss allerdings der Wahrheit die Ehre geben und anfügen, dass auch *ich* gefunden wurde, damals, als mein Bauch noch nicht das hervorstechendste Merkmal an mir war.

Thema Sport. Da trennen meine Frau und mich wahre Welten. Hier ein paar Beispiele dafür:

- Tennisspielen? Ein Supersport – für Frauen. Und natürlich auch zum Zuschauen.
- Joggen? Klasse für die Kondition und den Bewegungsapparat. Aber vielen Dank, noch schaffe ich es alleine bis zur Garage!

- Wandern? Mal endlich rausfahren, ist ja gar nicht weit, und dann in freier Natur loslegen – klar, furchtbar gerne. Aber ich fürchte, die Kinder wollen nicht, und ich hätte sie einfach gerne dabei. Vielleicht gehen sie ja mit ins Kino? (*Zustimmendes Gebrüll im Hintergrund.*)
- Beachvolleyball oben am Sportplatz? Super Idee, aber da fällt mir ein: Der Hinterreifen am Fahrrad ist doch platt. Mensch, da muss ich dringend einen Schlauch kaufen, morgen oder übermorgen oder nächste Woche oder so ...
- Bergsteigen? Logisch, wozu wohnen wir denn in Sichtweite der Zugspitze? Also nix wie her mit den Gipfeln der östlichen Ammergauer Alpen, des Wetterstein, der Mieminger Kette, des westlichen Karwendel und des Estergebirges – aber zu doof, dass ich mir heute Morgen beim Semmelholen (mit dem Auto!) auf den Stufen zur Bäckerei den Fuß verknackst habe. Und das schmerzt. Aber zieh ruhig los, Schatz, ich schau mir im Fernsehen auf dem Wetterkanal die Panorama-Bilder von den Gipfelkameras an!

Meine Frau kennt das alles. Sie kann meine Ausreden mitsprechen. Sie erkennt die Ablehnung in meinem Gesicht, noch bevor ich die Mimik-Maschine überhaupt angeworfen habe. «Ja, ist schon gut, wie immer halt!», sagt sie dann, macht eine abwehrende Handbewegung und geht alleine zum Tennis, ins Schwimmbad, zum Joggen, auf 1800 Meter. Exakt das ist dann auch der Grund, warum sie keinen Bauch hat, ich aber schon.

Ich weiß, in anderen Beziehungen sind die Rollen anders verteilt. Männlich ist gleich Sportcrack, weiblich ist gleich Couchpotatoe – auch das gibt es. Aber trösten kann es mich nicht. Denn exakt diese männlichen Sportcracks sind es dann, die meiner Frau im Fitnessstudio begegnen, mit ihr zweimal pro Woche im Tennisclub den Sieg von Boris Becker in Wimbledon nachstellen oder beim ausgelassenen Beachvolleyball mit entblößter Heldenbrust und frechem Hawaii-Design auf der Sporthose Eindruck schinden. Und ganz schlimm, es sind auch noch sympathische, intelligente Menschen, erfolgreich, jünger und immer gut drauf, im Klartext: echte Konkurrenz! Was ein plötzliches Ausleben meiner Sportlichkeit erst recht unmöglich macht. Denn würde ich eines Tages tatsächlich live und in voller Lebensgröße auf dem Sportplatz aufschlagen – in Shorts, die an den Oberschenkeln spannen, und mit einem Trikot, dessen Aufschrift nicht mehr lesbar ist, weil die Buchstaben auf der Brust nur noch zu einem waagrechten Strich überdehnt werden –, das Gelächter und Gekicher würde mir noch Tage später in den Ohren gellen. So wie es die Songs der «Sportfreunde Stiller» schon heute tun, wenn ich am Zimmer meines Sohnes vorbeikomme. «Sportfreunde» – dass ich nicht lache! Und dann noch stiller!!

Nein, auf dem Centre-Court oder einem schmalen Bergkamm mitten in den Alpen werden meine Frau und ich nie zusammenkommen. Im Badezimmer übrigens auch nicht. Mein Gott, was haben Frauen für ein ausgeprägtes Hygienebedürfnis! Und wie extensiv muss dieses morgens, mittags, abends und nachts ausgelebt werden, raumgreifend und nicht enden wollend. Wobei, das muss man sagen, meine Frau sogar noch recht schnell sein soll im Vergleich zu anderen Damen.

Allein schon die Anzahl an Cremes, Salben, Lotionen und Gels, die da mehrmals täglich aufgetragen sein wollen, ist furchteinflößend. Ebenso wie die akute Platznot in unserem Badezimmer. Ich habe es schon vor Jahren aufgegeben, für meine Zahnbürste, den Nassrasierer und den Rasierschaum ein kleines Mini-Plätzchen inmitten all der Döschen, Fläschchen, Flacons und Tuben meiner Frau und unserer Tochter erobern zu wollen. Meine Accessoires für Körperpflege harren jetzt im Dunkeln des Kleiderschranks ihres Einsatzes.

Aber die eigentliche Frage lautet: Wohin genau schmieren Frauen das alles? Irgendwann müssen sich doch auch die Poren der menschlichen Haut vor lauter Fett übergeben, oder? Zudem wäre es viel effektiver, wenn *ich* Direktor dieses Schmieren-Theaters wäre, bei meinem schier unbegrenzten Flächenangebot an Haut. Und wieso wird immer viel zu viel davon aufgetragen? Und warum soll ausgerechnet bei Kosmetika die doppelte oder dreifache Dosis helfen, wer will das denn beweisen? Okay, sie kosten oft auch das Doppelte oder Dreifache von Nivea – aber nutzt das jemandem? Tiefe Ratlosigkeit umfängt mich immer wieder bei den kurzen Stippvisiten in unserem angeblich gemeinsamen Badezimmer.

Dass diese Besuche nicht zu lange geraten, dafür sorgt Tag für Tag eine sorgfältig geplante konzertierte Aktion der anderen Familienmitglieder. Sie kündigt sich an mit einem kräftigen Rütteln an der Klinke der verschlossenen Tür.

«Papa, bist *du* da drin? Ich muss mal ganz dringend an mein … (*jeweils Zutreffendes bitte eintragen!*).»

«Kann man denn nicht mal hier fünf Minuten lang in Ruhe … (*jeweils Zutreffendes bitte eintragen!*).»

«Papa, es ist wirklich wichtig. Ich muss sofort zur … (*jeweils Zutreffendes bitte eintragen!*).»

«Mann, jedes Mal dasselbe mit euch!»

«Och, Papa, du kannst dich doch auch später noch auf die Waage stellen!»

«Kann (!) ich (!) nicht (!), denn dann habe ich schon gefrühstückt und werde noch mehr wiegen.»

Für mich eine der stärksten Begründungen, die einem unter Druck einfallen können. Beim Rest der Familie zieht sie jedoch kaum. Der Zehnjährige will mir unbedingt jetzt und sofort sein neuestes selbstgemaltes Bild zeigen, ein Wimmelgemälde mit mindestens 500 aufgereihten Rittern der berühmten japanischen Pokémon-Dynastie. Er kennt all ihre Namen, und ich soll sie jetzt gefälligst auch auswendig lernen. Meine Tochter muss jetzt und sofort ihr grellgrünes Haarband suchen. Ich bin mir sicher, dass es nicht im Bad, sondern im Auto unter dem Beifahrersitz gleich neben dem angeschmolzenen und dann eingetrockneten *Milky Way* zu finden wäre. Mein Ältester sucht jetzt und sofort den Haarfestiger, den seine Mutter kaufen, aber niemals in Besitz nehmen durfte. Einzig meine Frau weiß und respektiert es, dass diese kostbaren fünf Minütchen im Bad mir gehören. Mir ganz alleine ...

So ist das bei uns: Wir teilen nur Bett, Tisch und Konto friedlich miteinander, alles andere wird in individuellen Einzelkämpfen ausgefochten. Außerdem haben wir eine zeitliche Verabredung getroffen, wer jeweils die Regentschaft innehat. Seit nunmehr 20 Jahren sind das jetzt meine Frau und meine Tochter, wobei diese gerade mal 17 ist, also erst mit ihrer Geburt ins Amt kam. In etwa zwölf Jahren soll gewechselt werden. Das haben die beiden Herrscherinnen auf Zeit jedenfalls versprochen. Dann rücken meine beiden Söhne und ich auf. Das wird sicher eine tolle Zeit. Mein Gott, was werden wir alles ändern!

Aber kann man wirklich viel ändern in der Beziehung

Mann – Frau? Ich bin überzeugt davon, dass der biologische Unterschied zwischen Männern und Frauen über ein eigenes, noch weitgehend unentdecktes Hygiene-Gen gesteuert wird. Eine Erbanlage, die zum Beispiel Mädchen schon im zartesten Kindesalter für rosa Seifen in aufwändig verschnürten Pappkartons, für duftende Badezusätze und Shampoos in Neonfarben schwärmen lässt, die natürlich alle nach Kiwi, Lakritz oder Nussnougatcreme duften müssen – was man eben im *Body Shop* so bekommt. Jungs dagegen haben mit ihrem genetischen Code implantiert bekommen, dass man mit einem einzigen Paar Socken locker ein fünftägiges Fußballtrainingslager absolvieren kann, dass Zahnbürsten Schaden nehmen, wenn sie mit Wasser in Berührung kommen, und dass eine Nagelschere höchstens zum Aufbiegen widerspenstiger Kronkorken geeignet ist.

Eltern, die dieser biologischen Determination ihrer Nachkommenschaft entgegensteuern wollen, sei empfohlen: Lassen Sie es sein! Sie können Ihrem Sohn für das Schullandheim so viele frische Unterhosen einpacken, wie Sie wollen, eine Woche später – beim großen Wiedersehen – wird er genau die Buxe tragen, die er schon beim Abschied anhatte. Und dem lieben Töchterchen mit dem Hinweis zu kommen, dass viermal Duschen pro Tag ausreichend sein könnte für eine gepflegte Frau – vergessen Sie's! Kinder müssen da durch. Und die Eltern erst recht!

Zurück zum Thema, zurück zu meinem Bauch. Steht er eher zwischen mir und meiner Frau, oder ist er sogar hilfreich beim täglichen Bemühen um mehr Glück und Lebensfreude? Klare Antwort: Letzteres. Das geht schon los beim Ringen um Gesprächsthemen. Was haben sich meine früheren Freundinnen – damals, als ich noch rank und schlank war – oft quälen müssen, wenn sie von gemeinsamen Bekannten auf mich angesprochen wurden! Was sollte man über ihn schon groß erzählen? Heute ist das alles kein Problem. Meiner Frau mangelt es dank meines Bauches nie an einem Gesprächsthema gegenüber Dritten. Wobei sie raffiniert genug ist, nicht selbst damit anzufangen. Nein, «kommen lassen» heißt ihre Devise. Also immer abwarten, bis die Frage kommt: «Sag mal, wie geht es eigentlich deinem Mann?»

«Gut! Fast zu gut!»

«Na, klingt ja fast so, als hätte er nochmal zugelegt!»

(Langes Schweigen, dann:) «Ich sage nichts!»

«Also hat er! Du, mal ehrlich, also ich finde, jetzt muss er allmählich schon aufpassen ...»

«Hmmmh!»

«Dass dich das nicht stört!?»

Spätestens an dieser Stelle bricht es dann aus meiner Frau heraus. Und womit? Mit Recht. Was hat sie beim Thema Übergewicht und Abnehmen nicht schon alles an Appellen losgelassen, Brandreden gehalten, Ultimaten gesetzt – und was ist passiert? Nichts. Also muss der aufgestaute Frust bei nächstbester Gelegenheit raus. Nur zu dumm, dass ihn dieser Weg ausgerechnet an den Stimmbändern meiner Frau vorbeiführt.

Zur Ehrenrettung meiner Frau und ihres Freundinnenkreises muss ich erwähnen, dass die Haupttriebfeder allen Tuns natürlich ausschließlich der gute Wille aller Beteiligten ist. Sie will und sie wollen nur mein Bestes! Meiner Frau geht es darum, dass ich Sport mache, dass ich abnehme und dass ich ein anderer Mensch werde. Oder zumindest wieder derjenige, den sie geheiratet hat. Die Freundinnen meiner Frau sagen ihr, sie solle doch froh sein, dass sie einen so netten Mann hat. Ich mag ihre Freundinnen.

Meine Freundinnen dagegen ... na ja, ich habe gar keine! Was daran liegt, dass ich meine Frau liebe. Was wiederum viel Gutes hat, denn wie wäre es, wenn ich mich vor einer anderen Frau ausziehen müsste, die meinen Körper nicht kennt? Hätte sie wirklich Lust auf eine Entdeckungsreise, quer über all die Täler und vor allem Hügel? Und müsste ich nicht ständig erklären und begründen, warum und wieso ich so und nicht anders aussehe? – Gut, das Problem hat auch jede Frau in meinem Alter. Aber nicht alle Frauen sind dick. Also Augen zu und durch? Oder Augen auf und selbstbewusst sein? Am besten: erst mal Augen zu und träumen!

Frauen sind aber auch komplett anders als wir Männer. Sie reden auch anders über Männer, als wir Männer dies je tun würden und könnten. Die bereits erwähnten Freundinnen meiner Frau etwa wissen alles über mich. Und vor allem: Sie wissen alles auch schon viel früher als ich! Das fängt mit meinen schlechten Angewohnheiten an («Ja, er schnarcht!» – «Nein, er hat keinen Finger gerührt, als die Kinder und ich den Sperrmüll rausgeschleppt haben!») und hört bei sexuellen Vorlieben noch lange nicht auf. – Falls Sie sich fragen, woher *ich* das wiederum weiß: Man hat so seine Quellen! Die sitzen entweder am Nebentisch, wenn der Mädels-Stammtisch beim Wirt am See tagt, oder sind mit den Übeltäterinnen sogar direkt verheiratet.

Nun zielt die weibliche Neugierde aber auch auf völlig andere Punkte als die von uns Männern. Man könnte auch sagen: Frauen scheuen nicht zurück vor Tabus, Intimitäten und seitenlangen Negativlisten. Selbst körperliche Mängel von Anwesenden werden dem Vernehmen nach schonungslos angesprochen: Orangenhaut, hängende Busen, faltige Hinterteile und Schlupflider, Kreditschulden, Liebesaffären im Büro, indiskrete Beobachtungen übern Gartenzaun und die aktuellen Resultate exzessiven *Power Shoppings* – alles absolut übliche Themen. Dass auch die Punkte Übergewicht, Fettpolster und lasches Freizeitverhalten auf die Tagesordnung kommen, dafür sorgt dann meine Frau.

Männer sind da anders. Dicke Männer erst recht. Zum Beispiel neulich in der öffentlichen Sauna eines Berliner Hotels, in dem ich schon seit Jahren öfter unterkomme. Wir saßen zu viert auf den blanken Holzbänken. Jeder von uns hatte etliche Pfunde zu viel auf den Rippen, sodass genau genommen Fleisch von fünf Personen auf dem Grill lag. Und worüber reden vier nackte Dicke, die für eine knappe Viertelstunde eine verschweißte Schicksalsgemeinschaft bilden? Über Hängebäuche? Pofalten? Hautfurchen? Impotenz? Küchenrezepte? Amouröses? Beziehungskrisen? Sexspielzeug? Einkaufstipps? – Nie im Leben. Männer reden manchmal über Fußball, ab und zu übers Geschäft, selten über Autos und meistens überhaupt nicht. Warum auch? Für Männer ist in der Regel alles klar. Da muss man nicht reden. Sich nicht austauschen. Das Raunen der Männer – ein einziger aufgebauschter Mythos. Gnade Gott, wenn *das* die Frauen eines Tages rausbekommen!

Für übergewichtige Mannsbilder ist ein Thema sowieso tabu: das Dicksein als solches. Sprich nie mit einem dicken Mann über Dicke! Man(n) kann mit seinem besten Freund dicke sein, aber ein Freund ist gefälligst nie dick, verstanden!

Für Konversationen gilt: Der *Terminus technicus* «Bauch» ist okay, aber «dick» oder «Dicker» geht gar nicht. Höchstens als Spitzname «Dick» vielleicht, aber dann sollte der Angesprochene gefälligst auch den Vornamen Richard besitzen.

Das Berliner Sauna-Quartett hielt sich jedenfalls stur an den ungeschriebenen Verhaltenskodex. Man saß, schwieg und schwitzte. Und nahm ab. Ein paar Gramm jedenfalls. Und die auch nur für einige Minuten. Denn dann, im Ruheraum vor der Schwitzkabine, tauchten sie plötzlich auf, die Inhaltsstoffe wertvoller Männergespräche: Wie löscht man gewaltigen Durst am besten? Wo gibt es hier um die Ecke lecker Pils? Warum sollte man die Erdnüsse der Minibar auf keinen Fall öffnen? Wie lange hat die Hotelbar offen? Und da schnell klar war, dass ich aus Bayern stamme (was man mir offensichtlich sogar im nackten Zustand ansieht!), kam geradezu zwangsläufig die Anschlussfrage: Was schmeckt am besten zu Weißbier? Da der Weizenexperte Waldemar Hartmann nicht in der Nähe und ein anderer Landsmann nicht greifbar war, erbarmte ich mich selbstlos und gab Auskunft. Mit der die Herrschaften aber überhaupt nicht zufrieden waren, denn meine Empfehlung Pommes rot-weiß lag nicht innerhalb ihres Erwartungshorizonts.

Gut, ich gebe zu, nicht jedes Saunagespräch muss nach diesem Muster verlaufen. Aber es macht deutlich: Da wird sich nicht gefragt, warum beim Nach-vorne-Beugen Falten am behaarten Männer-Dekolleté entstehen und was man gegen den Pockennarbeneffekt der Haut an fleischigen Oberarmen tun kann. Kein Mensch will wissen, ob, wann und mit wie viel Erfolg das 140-Kilo-Monster neben einem einmal einen Diätversuch gestartet hat. Und niemand interessiert sich für Ernährungstipps unterhalb der 800-Kilokalorien-Grenze. Ganz klar: Wir Dicken sind ignorant, unverbesserlich und desinteressiert. Aber auch wirklich nur das.

Kann gut sein, dass ich mit diesen Beobachtungen eine maßlose Enttäuschung in der weiblichen Umgebung meiner Frau auslöse. Denn Frauen wollen natürlich wissen, was wir Männer erzählen, wenn wir alleine sind. Was sie wissen, ist: Wir Männer erzählen wenig, wenn Frauen, zumal unsere eigenen, zugegen sind. Was also geschieht, wenn wir ungestört, unbeobachtet und unkontrolliert sind? Ja, Pustekuchen, nix passiert! Wieso auch? Männer *müssen* nicht viel sagen – und die meisten von uns *haben* auch nicht viel zu sagen. Nur weil sich ein paar Geschlechtskollegen in Politik und Wirtschaft, im öffentlichen Dienst und im Fernsehen als die großen Macher gerieren, müssen wir Normalverbraucher doch nicht auch noch den großen Zampano spielen.

Dicke sind eh bescheidener als Dünne, so wie Große ja auch ruhiger sind als Kleine. Liegt in der Natur der Sache beziehungsweise der Größenverhältnisse: Wer optisch raumgreifender auftreten kann, muss dies nicht akustisch tun. Dicke haben quasi ihre Aura im Bauch immer mit dabei – auch wenn die nicht immer vorteilhaft sein muss. Halten wir fest: Wenn Dicken etwas *nicht* abgeht, dann ist dies körperliche Präsenz.

Und wir sind auch in der wissenschaftlichen Forschung sehr präsent. Laut einer Studie der *International Association for the Study of Obesity* (IASO) sind 75,4 Prozent der Männer und 58,9 Prozent der Frauen in Deutschland zu schwer. Eine fette Tatsache, die uns Deutsche auf Platz eins der europäischen Hitliste katapultiert. Zum Vergleich: Für Italien hat die Internationale Vereinigung zur Erkundung der Fettleibigkeit gerade mal 51,4 Prozent der Männer und 34,5 der Frauen als zu schwer befunden. Das bedeutet, dass sich das Ammenmärchen von der typisch italienischen Mama, die nach der Heirat angeblich körperlich aufblüht wie ein Schlauchboot, als reine Lüge entlarvt. Selber dick, schallt es johlend über den Brenner herüber – und das mit Recht.

Kleiner Trost: Zumindest bei den besonders Dicken, den Fettsüchtigen, schneidet Deutschland im EU-Vergleich besser ab. Da liegen die Männer aus Zypern und die Frauen aus Tschechien mit den meisten Adipositas-Fällen pro 100 000 Einwohner weit vorne. – Frauen aus Tschechien? Wieso gerade die? Ich war im vergangenen Jahr in Tschechien. Allerdings nicht wegen der Frauen, sondern für einen Besuch in Český Krumlov, dem ehemaligen Krummau in Südböhmen. Wegen seiner wunderbar erhaltenen und behutsam sanierten Altstadt steht Český Krumlov als Kulturdenkmal auf der Liste des UNESCO-Welterbes. Aber dicke Frauen? Mir sind sie nicht aufgefallen, und glauben Sie mir, ich habe inzwischen einen Blick dafür. Versteckt man sie in Tschechien zu Hause und lässt sie nicht auf die Straße? Kommen sie vielleicht nicht mehr durch die schmalen Türstöcke der engen Häuschen? Oder gibt es sie etwa nur in Nordböhmen?

Bei uns jedenfalls haben mollige Frauen freien Auslauf. Man begegnet ihnen vorzugsweise in Freibädern, in Cafés, auf Trimm-Dich-Pfaden (davon habe ich nur gehört, denn ich selbst bin dort nie anzutreffen!), bei McDonald's, an den Bushaltestellen vor den Berufsschulen und in Kaufhäusern, wenn gerade wieder mal Sommerschlussverkauf ist. Preisfrage: Und woran erkennt man sie? Nein, nicht zwingend am Rettungsring rund um die Hüften. Auch nicht am Wackelgang mit nachfederndem Gesäß. Nein, mollige Frauen sind grundsätzlich an den Farben ihrer Kleidung zu erkennen. Entweder Mausgrau-Dunkelbraun oder ein schrill-lautes Neon-Pop. Zwischentöne sind ausdrücklich ausgeschlossen! Diese Farbpalette macht die Zerrissenheit der weiblichen Seele deutlich, wenn die dazugehörige irdische Hülle ein wenig aus dem Leim gegangen ist. Nach hinten verschwinden oder nach vorn durchstarten, nur diese zwei Möglichkeiten scheint es zu geben. Kapitulation oder Provokation – was darf's sein?!

«Mein Körper ist doch toll!» – mit dieser stolzen Selbsterkenntnis nimmt zur Zeit Beth Ditto, Sängerin der amerikanischen Punkband Gossip, jeder Verbalattacke auf ihren üppigen Körper den Wind aus den Segeln. Beth ist momentan *das* angesagte It-Girl: Sie wurde auf Platz eins der britischen *NME Cool List* gewählt, die *Vogue* spricht von einem Phänomen, die Medien lieben sie und, wie man hört, Karl Lagerfeld auch. Der Pariser Hungerkünstler hat Beths Körper als «völlig in Ordnung» klassifiziert. Was durchaus erstaunt, denn dass die Haute-Couture-Schneider an der Seine jetzt schon bis Konfektionsgröße 25 und mehr arbeiten lassen, war mir neu.

Als bekennende Lesbe, die aus dem konservativen US-Bundesstaat Arkansas stammt, hat Beth Ditto offensichtlich früh gelernt, wie man aus Nicht-Angepasstsein Kapital schlagen kann. «Wer sagt denn, dass wir alle schlank sein sollen? Ich würde niemals mit Victoria Beckham tauschen wollen!», erklärte die 95 Kilogramm schwere Sängerin, die mit der Mode-Ikone Victoria nichts verbindet – nicht einmal die Körpergröße: Beth bringt es auf 1,55 Meter, Victoria Beckham immerhin auf geschätzte 1,63 Meter. «In meiner Kindheit musste ich viele Gemeinheiten ertragen», zitiert die BILD-Zeitung das

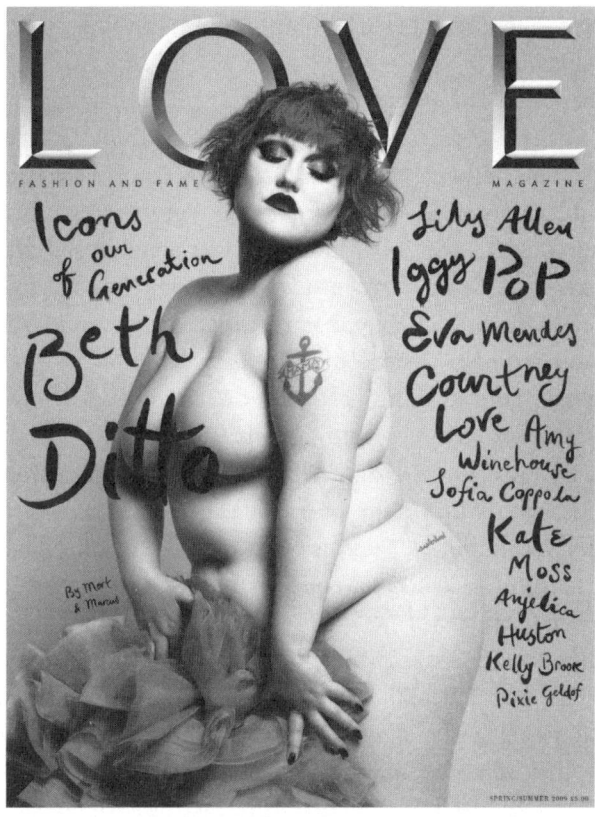

Beth Ditto – auch als Covergirl eine pfundige Erscheinung.
(Foto: Love Magazine)

Gossip-Girl. Ihre Mutter setzte das dicke Kind auf Diät, aber als sie 14 wurde, war Schluss damit. «Ich hatte zwei Optionen: Entweder ich hasse mich und meinen Körper für den Rest des Lebens. Oder ich setze meine eigenen Standards, erfinde meinen eigenen Look und finde mich toll, wie ich bin!» Sieht ganz so aus, als habe sich Beth Ditto für Option Nummer zwei entschieden.

Bei uns Männern ist das natürlich ganz was anderes. Wir sind gar nicht dick, wir sehen nur so aus. Waren Cäsar, Karl der Große, Thomas Mann, Lion Feuchtwanger, Nietzsche, Feuerbach, Goethe, Mozart dick? Shakespeare jedenfalls war es nicht. Man kennt zwar nur drei Bilder von ihm, auf denen sein Körper nie ganz zu sehen ist ... Womöglich aus Absicht? Okay, wenn er dick gewesen wäre, hätten Harvey und Bob Weinstein, die oscarverwöhnten Hollywood-Produzenten, bei ihrem originellen Film *Shakespeare in Love* die Titelrolle nicht mit dem schlanken, ranken Joseph Fiennes besetzt, sondern mit Jack Black oder Dirk Bach. Aber vielleicht war der englische Dichterfürst ja nur oben schlank und unten dick. Und weil er nicht wollte, dass die Nachwelt diesen erbärmlichen Zustand entdecken könnte, ließ er sich nur ab Brustwarzen aufwärts abbilden.

Ich glaube, Shakespeares Methode könnte mir ein gutes Vorbild sein. Jedenfalls werde ich meine Fotoalben und digital gespeicherten Bildvorräte sofort mit Schere und *Photoshop* durchforsten. Damit sich die Nachwelt ein rechtes Bild von mir machen kann, wird bei allen Fotos von mir «Maß für Maß» genommen und so viel wegschnippelt, «wie es euch gefällt». Frauen tun dies ja auch, nicht nur auf Fotos!

Zweierlei Maß, das ist es auch, was für Frauen und Männer gilt. Männer zum Beispiel müssen mit 50 nicht mehr in ihr Hochzeitskleid passen, um es dann stolz an die Tochter weiterzugeben, die keine Schokolade mehr isst, seit sie zwölf ist.

Auf der anderen Seite ist der neue männliche Managertyp ein echter Erfolgsmensch, braungebrannt und schlank. Häss-

lich an ihm ist derzeit nur das Image, das er seit der Finanz-
und Wirtschaftskrise mit sich herumtragen muss. Da haben
eben zu viele Banker, Geschäftsführer und Aufsichtsrats-
vorsitzende für immensen Flurschaden gesorgt. Was zwar
schlimm ist, aber sicher nichts ändern wird: Die Herren im
feinen Zwirn werden auch weiterhin Golf spielen, morgens
um fünf Uhr zum Joggen aufbrechen und spätestens mit 39
finanziell ausgesorgt haben wollen.

Bei meiner Berufskaste der Autoren und Lohnschreiberlin-
ge ist das übrigens anders. Hier hat sich ein gewaltiger Wandel
vollzogen. Zum einen arbeiten die meisten auch jenseits der
39 weiter, zum anderen sind die einstigen Spinner, Chaoten
und leicht verwahrlost wirkenden Individualisten abgelöst
worden von gepflegten, eleganten und smarten Wort-Setzern
und Wort-Setzerinnen. Man trägt auch im Büro seine Ray-
Ban-Sonnenbrille, ein kleines Tattoo auf dem Schulterblatt,
und die schlanken (!), muskelbewehrten Oberarme hacken
großartige Texte in den stylisch-verchromten Laptop. Meine
Frau sagt, der gravierende Unterschied zwischen denen und
mir sei das Gewicht. Ich sage, uns unterscheiden vor allem die
Betriebssysteme: Windows contra Apple, Pointe contra Gag,
Wirkung contra Effekt.

Wo wir gerade von Wirkung reden: Wir haben uns noch
kaum um *die* Attribute von Männern gekümmert, auf die Frau-
en wirklich anspringen. Macht macht geil – stimmt das? Oder
ist es das Geld, das zwar nicht stinkt, aber trotzdem als Phe-
romon unwiderstehliche Anziehungskräfte besitzen könnte?
Status? Autorität? Wahrheitsliebe? Romantik? Humor und
Witzigkeit vielleicht – die Waffe des armen Mannes? Die Antwort auf all diese Fragen lautet: Kommt auf die Frau an.

Meine geliebte Frau zum Beispiel legt keinen Wert auf Geld, Status oder Autorität meinerseits. Wäre ja auch Blödsinn, denn wieso sollte man auf Karten setzen, die sich gar nicht im Spiel befinden? Wobei ich inständig darum bitte, dass ein stattlicher Bauch künftig auch im Abendland als Statussymbol anerkannt werden möge. Es kann doch nicht sein, dass der Orient seit Jahrtausenden rundliche Männer ehrt und so die Nase beziehungsweise den Bauchnabel vorne hat.

Fragen wir doch in der Zwischenzeit einmal andersherum: Wo leben denn die Frauen, die auf Dicke stehen? Eine habe ich schon gefunden – im Zentralorgan für die moderne Frau, in der *Brigitte*. Unter dem Titel «Warum dicke Männer glücklich machen» schwärmte im April 2005 Redakteurin Nikola Haaks in einem Plädoyer für gut genährte Männer, ihr Traummann sei einer, «der gerne isst und eine schlechte Fettverbrennung hat». Voilà, hier bin ich, dachte ich mir und las sofort weiter. «Dünne Männer sind eine Gemeinheit», stand da auch noch, denn sie dächten nur an sich und ihre Linie. Normalgewichtigen Frauen würden dünne Männer ständig ein schlechtes Gewissen machen, während wir (!) Dicken dankbar und zu jeder Gegenleistung bereit wären, wenn wir nur Nachschlag bekämen. Ich habe natürlich sofort die *Brigitte* abonniert, wurde aber schwer enttäuscht. Seit mehr als vier Jahren gab es dort keine einzige Liebeserklärung für Dicke mehr, dafür jede Menge Diätrezepte und Abnehmtipps. Wer braucht denn die?!

Also, wo stecken noch Frauen, die uns Dicke nicht verschmähen? Im Internet natürlich, und das gleich zuhauf. Unzählige Sites nehmen sich des Schicksals moppeliger, dicker und adipöser Zeitgenossen an. Zum Beispiel auf www.deutschlands-dicke-seiten.de/forum. Dort tummeln sich *Shopgirl, Maxima, dralle deern, stöpsel, desdemona75, simsalabine, dolphinchen7, Nette* und noch x andere Chatfreunde, die jede Menge Erfahrungen, aber nur sehr zurückhaltend Fotos von sich austauschen. Ihre Nachrichten und Erlebnisse aus der Welt der Dicken machen oft deutlich, was wirklich los ist zwischen rundlichen Männern und üppigen Frauen. Beispiele gefällig?

Sally gesteht:

> Seit ich die 100 kg deutlich überschritten habe, bin ich auch zum ersten Mal in meinem Leben damit konfrontiert, dass ich mir Sorgen darüber machen muss, ob Dinge mich aushalten. Ich habe einer Freundin bereits einen Knacks in der Aufhängung ihres Bidets beschert.

Brockenhexe tröstet:

> ich glaube nicht, dass Du der grund für den knacks in der bidetaufhängung gewesen bist. normalerweise ist die tragfähigkeit der aufhängungen für mind. 200 kg ausgelegt, wahrscheinlich haben die handwerker das bidet nicht ordnungsgemäß angebracht.

Dickes M zitiert:

> «Ich nehme dann das Big Mäc Maxi Menü, einen 9er Chicken Nuggets und dazu ... eine Coke light. Ist ja auch gesünder.» Das war der O-Ton einer ehemaligen Stammkundin bei McD. Habe dort während des Studiums gearbeitet.

kampfzwerg schreibt:

Dieses «Aber bitte nur ein kleines Stückchen ... noch ein klitzekleines ... ach, weil Du gerade fragst, ich nehm' da auch noch eins von, ist ja so köstlich ...»-Verhalten hatte eine Tante von mir lange Zeit drauf. Und wenn eine Schüssel nicht leer geworden war, wurde grundsätzlich ich gefragt, ob ich noch was wolle und zwar mit Satzkonstruktionen wie: «Du möchtest sicher noch was von ...» – Sicher, die dicke Nichte hat permanent Hunger und isst nur allzu gerne alle Pötte leer. Tja Leute, mit diesem Beitrag habe ich mich in die Riege der jammernden Dicken eingereiht, nämlich in die derjenigen, die über das Verhalten der anderen jammern. Bitte dafür jetzt nicht lynchen!

elefäntchen gesteht ...:

Hallo, vor kurzem war ich seit sehr langer Zeit mal wieder im Schwimmbad und da ist mir was ganz merkwürdiges aufgefallen, was mich irgendwie zum schmunzeln gebracht hat. Jedenfalls ist mir aufgefallen, als ich da so schwimmen wollte, das mein Po oben schwimmt ..:-D... . Bei den anderen Leutchen war der Köper (ausser der Kopf, logisch) deutlich unter dem Wasser. Die Beine natürlich auch. Aber bei mir war es irgendwie so, dass mein Po an der Wasseroberfläche war und meine Beine irgendwie zwischen Wasser und Luft – also Wasseroberfläche – rumgewedelt sind. Auch fiel mir das Tauchen schwerer, weil mein Po kaum runter wollte ... merkwürdig oder?? Dazu muss ich auch sagen, dass ich schon einen mordshintern habe.

Ich mein, es heißt ja immer «Fett schwimmt oben» aber mir war gar nicht bewusst, dass man fast an der Luft schwebt ..: grins:.

... und *peter* reagiert:

hallo, also ich bin der peter und bin neu hier. ich find das forum eigentlich sehr interessant. doch bei diesem thema frage ich mich: ist das mit dem po aus dem wasser so wichtig?

lohnt es sich darüber zu diskutieren?
oder fehlt mir als mann ....? na wenn ihr meint.

lg peter:)
p.s ich wechsle schnell auf ein anderes thema. tschüß.:)
zum Beispiel Schnarchen????

Ich finde ja das Problem mit dem Po, der aus dem Wasser ragt, absolut wichtig und nachvollziehbar. Wobei mich alles rund ums Schnarchen auch interessieren würde. Ob ich mich vielleicht bei dem Forum anmelde? – Na ja, lieber nicht. Ich fürchte, die sind alle dick!

Kommentar der Ehefrau

Dass Frauen und Männer nicht zusammenpassen, wird auch mit diesem Elaborat einmal mehr belegt. Männer würden es gut auf einer einsamen Insel aushalten, wenn genug kaltes Bier, eine Glotze, ein paar anständige Zeitschriften zur Verfügung stünden, und einmal in der Woche dürfte eine schweigsame Frau die Insel betreten, die erst tut, was Männer wollen, und dann noch schnell ein bisschen die Klos putzt.

Frauen würden es nur auf einer Insel aushalten, wenn es dreimal täglich eine Fähre zum Festland und ein Festnetz mit Flatrate gäbe. Auf Männer könnten sie ganz gut für längere Zeit verzichten. Klischees, all das?

Klar, das Leben besteht aus Klischees, die vom Geschlechterkampf leben und diesen in extenso fortsetzen – mit immer neuen Belegen für dessen Berechtigung. Wäre das nicht der

Fall, existierte ein Großteil der Weltliteratur nicht, und das Fernsehen wäre um seine besten Serien – *Sex and the City* sowie *Desperate Housewives* – ärmer.

Dass Frauen und Männer nicht zusammenpassen, wird – ausnahmsweise – auch von meinem Ehegatten ansprechend und gut begründet dargelegt. Ich kann nicht widersprechen. Frauen sind schneller, entschiedener, konsequenter, anspruchsvoller als Männer – und deshalb achten sie oft auch mehr auf sich selbst.

Woran liegt es denn, dass mehr Frauen als Männer, nachdem die Kinder das Haus verlassen haben, die Scheidung einreichen? Woran liegt es, dass mehr Männer als Frauen eine sogenannte Midflife-Crisis haben, aber mehr Frauen als Männer ihr Leben immer wieder neu in die Hand nehmen? Woran liegt es, dass Frauen multitasken und Jobs, Kinder, Ehe, Haushalt, Freunde, Hobbys unter einen Hut kriegen, während Männer Mühe haben, gleichzeitig den Küchentisch abzudecken und dabei die Nachrichten zu verfolgen?

Mein Mann jedenfalls versteckt sich gern hinter seiner Gutartigkeit, seiner Gemütlichkeit, seiner Freundlichkeit und seiner Ausgeglichenheit und nennt das: einen guten Charakter. Meine Freundinnen, die nicht mit ihm zusammenleben müssen, sehen das irritierenderweise ebenso und finden ihn «waaaaahnsinnig nett».

Ich nenne diese Zusammenballung von scheinbar erfreulichen Eigenschaften harmlos, seine Haltung zum Leben passiv und seine Haltung zum eigenen Körper undiszipliniert.

Typisch Mann eben.

HINTERM KÄSE-IGEL
LAUERT DER SEX

Wie Kakao bei der Mannwerdung hilft, wann sich das Lustzentrum in der Speiseröhre ansiedelt, alles über die Vorteile einer Pasta-Flatrate, wieso ein Keuchen nicht gleich Ekstase bedeuten muss, womit man einen Bettstreik verhindern kann und weshalb sich Dicke so schwer küssen lassen

Wieso war mir schon von Anfang an klar, dass dieses Kapitel über «Sex & Psychologie» das kürzeste werden könnte? Wo doch gerade die Psychologie eines angedickten Mannes recht interessant sein kann (wenn auch, zugegebenermaßen, nicht *muss*)?

Überhaupt: Psychologie und Männer, ein echtes Reizthema, zumal sich Sex ja bekanntlich vor allem im Kopf abspielt. Sex und Psychologie gehören zusammen wie Pommes und Mayo, und wenn Sie beides mögen, dann los. Allerdings legt andererseits das kleine, harmlose Wörtchen «Sex» womöglich den Samen für die aufkeimende Vermutung, dass bei diesem Thema irgendwann Schluss ist mit lustig, mit den in anderen Kapiteln gern und freiwillig geschilderten Erlebnissen, mit ausufernden Beschreibungen und daraus folgenden Selbstbezichtigungen. Und tatsächlich werde ich in der Folge weniger freizügig sein als sonst; zumal ja auch meine Frau jeweils das letzte Wort hat, also auch nach diesem Kapitel. Was wiederum die Gefahr in sich birgt, dass Übertreibungen aller

Art sofort entdeckt und der Lächerlichkeit preisgegeben werden – eine grausame Vorstellung.

Wenden wir uns dem Wesentlichen zu: Gabi. Eigentlich Gabriele, aber das wollte sie nicht hören und ich nicht aussprechen. Meine erste Freundin überhaupt. Gabis Eltern hatten *das* Café in der Kleinstadt L., die sich damals mit der Ehre

---

WARNHINWEIS

Liebe potenzielle Leserin,
lieber potenzieller Leser,

der/die Sie gerade in der Bahnhofsbuchhandlung oder beim Händler Ihres Vertrauens rein zufällig in diesem Buch blättern: Schön, dass Sie auf diesen Seiten mit der fett gedruckten Kapitelüberschrift «Sex» hängen geblieben sind!

Bevor Sie jetzt einen roten Kopf bekommen und möglichst unauffällig schnell weiterblättern, noch ein Tipp: Lassen Sie sich nicht allein durch «Sex» zum Kauf dieses Druckwerkes verführen! Sie könnten es bereuen. Sex ist nicht alles – glauben Sie mir, ich weiß, wovon ich spreche!

Auf der anderen Seite lohnt sich der Erwerb dieses Buches aber aus vielen guten anderen Gründen.

Der Autor

---

meines Internatsaufenthalts schmücken durfte. Das Café – es war das einzige in L. – lag gleich neben dem Kino, dem einzigen Kino in L. Und das Kino lag unmittelbar an der einzigen Hauptstraße, die durch L. führte, gleich beim Marktplatz, dem einzigen übrigens ... aber das werden Sie schon geahnt haben. Will sagen: Meine erste Liebe fand in der Provinz statt.

Gabi wiederum war nicht die einzige Tochter ihrer Eltern. Da gab es leider noch eine jüngere, genannt Lizzi, also eigentlich Elisabeth. Lizzie konnte nur eines wirklich gut: stören. Wann immer der Internatszögling G. sich in seiner karg bemessenen Freiheit – eben zwischen Studierzeit und stiller Besinnungszeit – ins Café schlich und vor einer Cola auf Gabi wartete, war Lizzie schon da. Als ob man fürs Flirten mit einer Ersatzfrau üben müsste! Dabei wollte ich nur eines, nämlich mit Gabi endlich das tun, worüber sich die anderen in meiner Klasse schon seit Monaten das Maul zerrissen: Liebe machen. Was immer das genau sein sollte. Klar, erst mal platonisch, so die erste halbe Stunde vielleicht, aber dann schon auch körperlich. Also so richtig mit Berühren und Küssen und Fummeln und Körbchengröße-Raten. Mindestens. Und das alles, ganz klar, nicht im Café!

Gabi war schwer loszueisen von ihren Eltern. Gut, sie war erst 16 und ich noch nicht ganz 17, da wirft man seine Tochter nicht jedem dahergelaufenen Seminaristen hinterher. Aber immerhin lief ich ihr täglich hinterher, ganze 1,6 Kilometer bis zu dem Café am Kino. Und wir hatten seit einigen Wochen auch schon so etwas wie eine gemeinsame Vergangenheit. Denn Gabi und ich hatten an einem kühlen Samstagnachmittag die dunkelroten, kunstlederbezogenen Fauteuils des Cafés mit den feuerwehrroten Plastikbezügen der Kinostühle nebenan getauscht und dort den sensationellen britischen Erotikfilm *Tom Jones – zwischen Bett und Galgen* Hand in Hand erlebt. Also meine rechte Hand ganz eng an ihre linke Hand gedrückt. Ich hoffe jedenfalls, dass es ihre war.

Natürlich war dieser Nachmittag ein Abenteuer, das uns – davon waren wir fest überzeugt – für immer aneinanderschmieden würde. Aus vier Gründen: Erstens war der heiße Streifen (ja, so hieß das damals!) ab 18, zweitens prall gefüllt mit sekundären weiblichen Geschlechtsmerkmalen, drittens exakt das optimale Programm, um sich im Dunkeln näherzukommen, und viertens die perfekte Anleitung für entdeckungsfreudige Jungmänner. Wobei *Tom Jones* im 19. Jahrhundert spielt, was den Vorteil mit sich bringt, dass die auftretenden Dirnen und zügellosen Weibsbilder keine neuzeitlichen BH-Verschlüsse am Leib trugen, so wie Gabi. Die Leinwandhelden kamen jedenfalls in fast jeder Szene schneller zur Sache als der schmalbrüstige, schwer atmende Jüngling im Sperrsitz.

Apropos schwer atmend: Heute wäre die aufgeheizt-prickelnde Situation im Kinosaal mit mir in der Hauptrolle gar nicht mehr denkbar. Gut, ich bekomme noch ganz gut Luft, aber dass dies der Fall ist, kann man dummerweise auch hören. Zudem sind im Lauf der Jahre die Kinosessel in Deutschland eindeutig schmaler geworden – jedenfalls in meiner Wahrnehmung. Links eine Armlehne, rechts eine Armlehne, dazwischen ich und sonst nichts. Es drückt und zwickt gewaltig, weil nichts so richtig Platz hat. Kein Handy, keine Cola *light*, keine Zeitung. In solchen Sesseln *sitzt* einer wie ich nicht, sondern er *schwebt*, zusammengepresst von zwei Seitenteilen. Handelt es sich dann noch vielleicht um antike Klappstühle, drückt die Sitzfläche von unten und der Bauch von oben – absolut nicht genussfördernd. Ich fand schon so manchen Film nur deshalb grauenhaft, weil mir der Ort der Vorführung rein physisch nicht entgegenkam.

Zurück zu den Anfängen der Sexualität und damit zu Gabi. Wir waren also im Kino, wir drückten uns am Hinterausgang des Cafés herum, wir waren spazieren, und wir waren angeblich bei ihrer besten Freundin – aber nichts passierte. Gut, es passierte schon vieles, aber nichts von dem, was ich mir erhoffte.

Den ersten Kuss gab es wirklich erst im Dezember auf einer Bank an der Donau. Was in München der Englische Garten beim Monopteros, in Paris der Bois de Boulogne oder in Florenz die Piazzale Michelangelo oberhalb der Stadt sein mag, nämlich Rückzugsort für alle Liebespärchen, das war in L. die Donau. Oder genauer: die Wege entlang der Donau. Man konnte stundenlang an dem trägen Fluss entlanglaufen, ohne einer Menschenseele zu begegnen – vor allem im Winter. Gut für heimliche Rendezvous, schlecht für die Gesundheit. Denn als junger Mensch hält man nicht viel von Steppanoraks, Mänteln, langen Unterhosen oder gar Mützen, nur weil es kalt ist. Daran hat sich bis heute wenig geändert, wie der Blick auf moppelige Teenies verrät, die im Januar rudelweise zu kurze T-Shirts unter viel zu dünnen Blousons tragen.

Der Kuss mit Gabi war cool, sehr cool sogar, aber auch kalt. Um mit Hedwig Courths-Mahler oder Rosamunde Pilcher zu sprechen: Unsere Lippen bebten, unsere Arme zitterten, und die heißen Atemwolken, die unsere schräg aneinander vorbei gelegten Nasen ausstießen, vereinigten sich in hingehauchten Dampfkringeln in der schneidend kalten Winterluft. Es hatte gefühlte 35 Grad Celsius minus, und wir hatten, siehe oben, natürlich viel zu wenig am Leib. Nach meinem Geschmack war es allerdings immer noch zu viel, vor allem auf den dicken Pullover, den Gabi trug, hätte ich persönlich gut verzichten können. Kaum schob ich meine Hand, vom unteren Saum her kommend, Richtung Taille, wurde es ihr noch kälter. Da ich keine weiteren «Fenster-zu-es-zieht!»-Effekte provozieren wollte, gab ich wortlos auf. Halten wir also fest: Perfekt war dieser erste Austausch von Zärtlichkeiten keineswegs, aber es wurde geküsst. Immerhin. Und so hatte, trotz des heftigen Bibberns an der winterlichen Donau, das große Zittern vor dem ersten, ernst gemeinten Berühren endlich ein Ende.

Weil wir gerade von Taille sprechen: Ich hatte zu dieser Zeit noch eine. Nicht sehr ausgeprägt, denn da ich insgesamt sehr schmal war, fand mein Körper an der entsprechenden Stelle nicht genügend Material für eine Ausbuchtung nach innen, aber immerhin, man konnte mich, wenn man wollte, leicht umfassen. Sogar zweimal. Zum Nachzeichnen meiner Silhouette hätte es damals allerdings eher eines Lineals denn einer Kurvenschablone bedurft. Selbstverständlich konnte auch keine Rede von einem Sixpack- oder Waschbrettbauch sein – zumal mir als die einzigen Getränke-Sixpacks aus dieser Zeit Underberg-Fläschchen erinnerlich sind, die zu sechst nebeneinander auf einem schmalen grünen Holzbrettchen montiert waren und von zwei rot-weiß umkringelten Bahnschranken fixiert wurden. Keine Ahnung, was der Sinn des Ganzen war (vermutlich sollte man sie «in einem Zug austrinken»), aber der Umgang sowohl mit Alkoholika wie auch mit nachwachsenden Rohstoffen war seinerzeit ein anderer. Und die Erwachsenen waren in den Sechzigern ja auch gerne und oft verstimmt in der Magengegend, vorwiegend wegen ihrer Kinder.

Nein, mein Bauch war damals noch nicht da. Nicht mal in

Ansätzen. Was ein großes Glück war, denn *mit* Bauch wäre seinerzeit schon meine Lust auf sexuelle Abenteuer gegen null gegangen, wie ich jetzt erfahren durfte: Das «Männer-lebensart- und Lifestyleportal *www.epicure.de*» und das F.A.Z.-Institut haben im Jahr 2005 eine Studie unternommen und herausgefunden, dass dicke Männer eine größere Treue zu ihren Partnerinnen auszeichnet als dünne. Mit steigendem Gewicht, so heißt es da, sinke bei Dicken ganz offensichtlich die Lust auf Seitensprung und Untreue. Während im Durchschnitt jeder zweite Mann von sexuellen Abenteuern außerhalb seiner Beziehung träumen würde, gehe dieser Effekt bei Männern mit extremem Übergewicht sozusagen ins Leere – sie sind einfach nur treu. Sogar bei den Gedanken, die ja bekanntlich frei sein sollen.

Ich persönlich glaube das nicht, denn unter Journalisten wie unter Buchautoren gilt der Spruch: Glaube nie einer Statistik, die du nicht selbst gefälscht hast. Welcher Dicke würde bei einer Befragung, die üblicherweise von jungen, hübschen Studentinnen mit fülligem Haar, aber minimalem BAföG-Satz durchgeführt wird, zugeben, dass er sich täglich im Aufzug, auf dem Klo und beim Autofahren sowie nächtlich in schönen und schlechten Träumen in eine Affäre hineinsehnt? Der Gesichtsausdruck der Studentin über ihrem Klemmbrett würde aussagen: Wer will es denn mit dir treiben, Alter? Und jede Nachfrage würde sich verbieten, weil die Fragerin unentwegt kichern müsste bei der Vorstellung. Ergo: Das Nein beziehungsweise die behauptete Treue ist gelogen.

Weiter, vermutet laut *C6 Magazin* im Internet der als «Männergesundheitsexperte» bezeichnete Fachmann Sascha Rusch, «sind dicke Männer (...) zwar nicht zwangsläufig sexuell passiv, aber gesundheitsbewusste Männer wagten eher ein sexuelles Abenteuer als die Männer, die weniger auf ihr körperliches Wohlbefinden achten. Dicke Männer trauen sich Herausforderungen schlichtweg seltener zu!» Spricht's und klappt sozusagen den Sargdeckel über meinem heutigen sexuellen Wohlbefinden zu. Alles klar, zu dick ist gleich zu passiv und zu faul und zu müde und vermutlich auch zu doof, um überhaupt darüber nachzudenken, was sich rein zwischenmenschlich noch so ergeben könnte. Gut, ich bin treu und auch eher faul und manchmal auch müde, aber rein theoretisch könnte ich doch jederzeit ... ha!

Was die Erkenntnisse des Männerlebensart- und Lifestyleportals und des F.A.Z.-Instituts angeht: Ich liebe solche Studien und ihre immer wieder überraschenden Resultate. Wobei ich aus tiefster Seele hoffe, wenigstens einmal im Leben einem Menschen zu begegnen, der bei einer Untersuchung dieser Art Proband war. Oder per Zufall ausgewähltes Interviewopfer. Zu gerne würde ich ihm dann die schlimmsten Flüche nachwerfen, ihn als gemeinen Statistik-Fälscher beschimpfen und dazu überreden, dass er seinen Körper inklusive Stammhirn, falls überhaupt vorhanden, nach seinem Ableben gefälligst einem demoskopischen Institut vermachen soll. Wie kommen diese Typen dazu, auf den Fragebögen immer das Falsche anzukreuzen? Wer führt denen die Hand?

Vermutlich ließen sich die Forscher zu ihren gewagten Schlussfolgerungen von diesem Foto animieren:

Natürlich träumen Männer mit Bauch auch von sexuellen Abenteuern – und haben sie in der Regel dann genau so selten wie die Low-Fat-Editionen des männlichen Geschlechts! Ich vermute ja, dass hinter dem Vorurteil «Dick ist gleich sexuell passiv» ein rein semantisches Missverständnis steckt: Einem eher nicht behänden Menschen traut man schon aus grammatikalischen Gründen kein amouröses Betthupferl und auch keinen Seitensprung zu. Sprünge und Hüpfer könnten zu anstrengend sein, sie könnten ihn überfordern, in akute Schnappatmung versetzen und ihn vorzeitig auszehren. Auf der anderen Seite: Nennen wir den Seitensprung doch einfach Schäferstündchen – und schon sind wir rein assoziativ wieder richtig eingenordet. Begrifflichkeiten wie «auf der faulen Haut liegen» und «Entspannung finden» drängen sich förmlich auf. Das passt perfekt für Dicke, oder? Genau das Richtige für Männer mit Gürtelgröße 115.

Zu faul? Zu müde? Zu doof? Im Berliner Zoo hat vor kurzem ein Fotograf den Eisbären Lars dabei erwischt, wie er beim Liebespiel mit seiner Artgenossin Katjuscha einfach wegdämmerte. Doch was aussah wie das tragische Schicksal eines typischen Dicken, war in Wirklichkeit nichts anderes als eine optische Täuschung: Lars genoss einfach nur mit geschlossenen Augen! Katjuscha übrigens auch. Und wenn man dann noch weiß, dass Lars der leibliche Vater des kuscheligen Ex-Nationalheiligtums Knut ist, ist der Beweis für seine durchaus vitale und virile Lebensführung erbracht.

Ich möchte an dieser Stelle endlich mit einem Vorurteil aufräumen, das sich in meinen vorangegangenen Ausführungen schon angedeutet hat: Ja, auch Dicke haben Sex. Sie entsprechen nicht der Norm der Werbung und vielleicht auch nicht dem Wunschtraum ihrer Partnerinnen, aber letztlich geht Sex immer gleich: küssen, streicheln, ein bisschen mehr streicheln, hier und da Dinge tun, hier und da hart und weich sein und Freude haben. Warum man dafür nicht dick sein kann oder darf, hat sich mir bisher nicht erschlossen. Im Gegenteil: Im Gegensatz zum Bungeespringen oder Dressurreiten geht Sex auch bei Übergewicht als körperliche Betätigung ganz gut. Meine Frau würde jetzt sagen, dass es schön wäre, wenn ich mal etwas mehr an echten Sport statt an sexuelle Leibesertüchtigung denken würde, aber ich sage: Man muss Prioritäten setzen im Leben.

Kürzlich habe ich vor dem Aldi (Sie erinnern sich? Ich gehe ab und an einkaufen) ein wunderbares Plakat gesehen, das alles auf den Punkt bringt: Ein nicht mehr junges Paar steht, aneinandergeschmiegt, nackt voreinander, Wange an Wange; beide genießen die ruhige, zärtliche Pose. Darüber steht: «Weil Liebe sich immer an Leidenschaft erinnert.» Gut, zugegeben, das Plakat verspricht Abhilfe bei Erektionsstörungen im Alter, und nein, ich habe mir die Nummer nicht abgeschrieben, aber den Satz habe ich mir abgeschrieben, weil er so schön wahr ist. Auch wenn nicht jeder Körper mit dem Alter schöner wird.

So, nachdem wir das geklärt haben, kehren wir zurück zur Frage der Seitensprünge. Ich träume natürlich niemals von solchen Eskapaden. Das sage ich auch bei jeder Umfrage, wenn mich eine Studentin anspricht. Denn ich bin verheiratet. Und treu. Also nix von wegen Schäferstündchen und wilden Nächten in teuren Hotels. Sondern ein eheliches Liebesleben mit drei sichtbaren Ergebnissen, von denen eines schon bald Abitur machen wird. Wie konnte das passieren?, werden Sie denken. Wie kann ein Dicker überhaupt eine Frau finden? Wo gibt's denn so etwas?

Die Erklärung ist einfach: Meine Frau lernte mich in der Zeit kennen, als ich das hatte, was man gemeinhin einen leichten Bauchansatz nennt. Sprich, man sieht wenig, ahnt aber viel. *Qua definitionem* bezeichnet das Wörtchen Bauchansatz *die* Stelle eines Körpers, an der etwas beginnt beziehungsweise sich etwas entwickelt. Mein Ansatz entwickelte sich recht flott, und das leider in die falsche Richtung. Nach außen. Was zu zwei bedauerlichen Effekten führte: Meine Hosen passten bald nicht mehr, und meiner Frau passte ich nicht mehr. Denn meine Gewissheit, dass Gewicht und Sex sich nicht widersprechen, wird zwar auch in unserer Ehe statistisch belegt, aber was meine Frau dabei denkt, unterscheidet sich bisweilen von dem, was ich denke. Und von dem, was ich hoffe, dass sie denkt. Und von dem, was sie sagt.

X Jahre und x Diskussionen nach meinem Überschreiten der 100-Kilo-Grenze war es dann nämlich so weit: Sie tat es. Oder besser: Sie tat es nicht mehr. Damit ich endlich Ernst mache mit meinen regelmäßigen Ankündigungen, jetzt aber auch wirklich sofort, unverzüglich und auf der Stelle endgültig abzunehmen, hat meine Frau mir eines Tages mitgeteilt, sie schlafe erst wieder mit mir, wenn ich fünf Kilo leichter sei. Noch in derselben Nacht habe ich festgestellt, dass man Digitalwaagen mit Hilfe eines handelsüblichen Schraubenziehers nicht manipulieren kann.

Und eine weitere Erkenntnis stellte sich über die Jahre ein: Sex macht Spaß, man muss aber gezielt vorgehen, wenn man nicht der Leichteste ist. Am besten funktioniert er, wenn frau oben sitzt. Diese Stellung soll ja auch schöner für Frauen sein, liest man jedenfalls in all den Ratgebern, die ich grundsätzlich natürlich nicht lese. Außerdem ist die Zeit der Turnübungen eh vorbei. Dennoch keucht meine Frau ab und zu – wenn sie unter mir liegt. Was sich anfänglich nach Ekstase anhörte, entpuppte sich leider schnell als akustische Folge eines Experiments aus dem Physikunterricht: das Verhalten leichter Körper unter dem Eindruck schwerer Körper.

Bisweilen frage ich mich, ob sie nicht manchmal daran denkt, ein Verhältnis mit einem anderen anzufangen. Einem, der weniger draufhat – auf den Rippen. Einem, der weniger wert ist – auf der Waage. Bislang tut sie das nicht, da bin ich sicher. Obwohl, sie redet viel von knackigen Hintern. Und erzählt ihren Freundinnen gerne ausgiebig und sehr laut von der Szene aus *Sex and the City*, in der diese Nymphomanin mit dem alten, reichen Kerl ins Bett steigt und panisch aus demselben springt, als er mit hängendem Pobackenfleisch zum Badezimmer wankt. Andererseits, der Kerl war alt – und das war ich noch nie. Ich habe diese Szene auch gesehen, den Gag mit dem Hintern aber schon damals nicht verstanden. Hängt wahrscheinlich damit zusammen, dass wir keine ausklappbaren, dreigeteilten Spiegel haben, in denen man sich auch prächtig von hinten sehen kann, wenn man will. Meine Frau würde das sofort wollen. Kein Wunder, wenn man es sich leisten kann!

Ich habe selbstverständlich auf ihre Drohung mit dem Sex-Entzug unmittelbar und angemessen reagiert. Ich habe auf der Stelle abgenommen – etwa 800 Gramm in zwei Tagen. Ein Prozess, der mit vielen aufmunternden Worten begleitet wurde («Schön, dass du es endlich ernst meinst!» – «Ja, am Anfang dauert das immer ein wenig» – «Und, was sagt die Waage?» – «Gut. Weiter so!»), leider aber nicht zur gewünschten Amnesie aufseiten meiner Frau führte. Sie blieb mir tagsüber sehr nahe, nachts aber fern. Ich war also wieder einmal gezwungen, meine drei besten Kumpels mit ins Bett zu nehmen – *auto motor und sport*. Die Phase der Enthaltsamkeit wurde erst Wochen später durchbrochen, als wir beide feststellten, dass das Leben an sich mehr Spaß macht, wenn man auch mal fünfe gerade sein lässt. Was in meinem Fall bedeutet, dass man nicht unterscheidet zwischen Angaben diesseits und jenseits der 100-Kilo-Marke.

Zu jener Zeit kannte ich das afghanische Gesetzesvorhaben noch nicht, dass jetzt nur auf Druck des Westens wieder in der Versenkung verschwunden ist: Danach sollte ein anständiger Afghane Anspruch auf viermal ehelichen Sex pro Woche haben. Wäre dieser Gesetzestext schon damals publiziert worden, hätte ich ihn sicher an die Wand unseres Schlafzimmers genagelt. Und zur Not auch Afghanisch gelernt, um die Übersetzung zum Vortrag zu bringen. Schade, dass Präsident Karsai den Plan nicht durchgehalten hat. Viele, vor allem dicke Männer auf der Welt wären ihm dankbar gewesen.

So also ging die Zeit des Entzugs vorbei, weil kein Mensch endlos konsequent ist. Fast so quälend sind andere, wenngleich subtilere Methoden, einem Mann klarzumachen, dass er nicht mehr das ist, was man mal geheiratet hat: Wenn zum Beispiel plötzlich immer das Licht ausgemacht wird, sobald die Idee aufkeimt, man könnte was wollen. Oder wenn schon das Vorspiel mit geschlossenen Augen absolviert wird. Alarmierend ist auch, wenn plötzlich der Hund oder die Katze mit im Bett schlafen dürfen – als Abwehrmaßnahme, sozusagen.

Und: Man muss aushalten können, dass die eigene Partnerin beim allabendlichen Ausziehen noch extremere Reaktionen zeigt. Entweder sie schließt schon die Augen, wenn ich mir gerade erst die Schuhe abstreife. Oder sie sieht sich den äußerst umständlich wirkenden Vorgang des Ausziehens mit Unheil verkündendem Blick an und sagt dann, wenn gerade die letzte Textilfaser abgelöst wird, halblaut-drohend: «Du hast aber wieder zugelegt in letzter Zeit, oder?»

Das Fragezeichen am Ende dieses Statements täuscht, diese Äußerung meiner Frau stellt schon lange keine Frage mehr dar. Es ist ein reinrassiger Aussagesatz, eine unumstößliche Feststellung, ein Urteilsspruch in letzter Instanz, ohne Revisionsmöglichkeit, nicht mal vor dem Jüngsten Gericht. Und so stehe ich dann da, nackt, ausgeliefert, ohne Waffen, ohne Rechtsanwalt und ohne gute Argumente.

Würde ich auf den Satz reagieren mit einem erstaunten «Nein, wieso?» oder einem verächtlichen «Ach komm, woher denn!» – der Abend wäre gelaufen. Und die Nacht gleich mit! Da hilft nur noch ehrliches, absolut anständiges Einknicken, am besten verbunden mit einem tiefen Seufzer und schamhaftem Wegdrehen des Gesichts. Man muss in solchen Momenten nichts sagen, die nackten Tatsachen in der Region zwischen meinem Doppelkinn und den Senkspreizfüßen sprechen für sich. Wenn ich Pech habe, dreht sich meine Frau zur Seite, von mir weg wohlgemerkt, und sagt so leise, dass ich es nicht hören könnte, wenn ich nicht schon wüsste, was sie sagen wird: «Na, du musst ja wissen, was du willst!» Wenn ich Glück habe, hält sie den Blickkontakt mit mir, schüttelt dabei den Kopf und ruft: «Mein Gott, ist das wirklich so schwer?!»

Das ist sie, meine große Chance. Denn diese Bemerkung meiner geliebten Frau stößt das Tor auf zu Barmherzigkeit und Mitleid, zu Fürsorge und Mitgefühl. Jetzt kann ich, gleichzeitig mit dem Nachtgewand, das Büßerhemd überstreifen und loslegen. «Schatz, ich wollte ja, aber ...» – «Ich war wirklich konsequent, bis dann eben heute Nachmittag ...» – «Du glaubst ja gar nicht, wie gut ich war» – «Ich hätte nicht sollen/dürfen/müssen/können» ... die Ausreden purzeln so lange aus mir heraus, bis mir die Hilfszeitwörter ausgehen. Der Schatz nebenan kennt das alles schon, ist aber zu müde für Gegenwehr und versteckt seine Nasenspitze immer tiefer unter der Bettdecke. «Nacht, dann ...» ist noch zu hören, bevor auch ich in die schon angewärmte Bettstatt kriechen kann. Über mir breitet sich die Bettdecke aus, aber auch das gute Gefühl, dass ein langwährender Stellungskrieg erfolgreich verhindert werden konnte. Ruhe ist eingekehrt auf dem Schlachtfeld, die Opfer lecken ihre Wunden. Und über das, was in den nächsten Minuten unter Umständen vielleicht ja, allen Meckereien zum Trotz, doch noch passieren könnte, soll hier der Mantel des Schweigens gelegt werden.

Das gibt mir Gelegenheit, den Faden mit Gabi und dem schlanken jungen Mann ohne jeden Bauch wiederaufzunehmen. Nur zur Erinnerung: Der Mann war ich! Rein sexuell hätte damals alles ganz wunderbar klappen können, wenn das Internat, die Schule, die schlechten Noten, die misstrauischen Erzieher und die gusseisernen Gitter vor den Erdgeschossfenstern nicht gewesen wären. So aber wuchs das zarte Pflänzchen namens «Geschlechtsreife beim Manne» eher im Stillen vor sich hin. Es war die Zeit von «Make Love, Not War», aber wir hatten, ehrlich gesagt, sowieso keine Wahl: Weder das eine noch das andere war machbar.

Gabis und mein erstes Mal jedenfalls fand erst ein knappes Jahr später statt. Was für damalige Verhältnisse rasend schnell war. Am Rande einer Faschingsfete. Aufregend war es, sensationell – und wieder ziemlich kalt. Wir waren aus der Mehrzweckhalle des Sportvereins geflüchtet, die Ende Februar mit grellbunten Karnevalsgirlanden, einer miesen Band und drei Cola-Rum-Buden zur Hölle auf Erden dekoriert worden war.

Rein psychologisch, und nur dies soll uns hier ja interessieren, war das lang ersehnte Großereignis kein Problem. Physiologisch schon eher. Denn dünne Menschen neigen zum Frieren. Die spontan zum Liebesnest erklärte Holzkiste zwischen dem Sportlerheim und dem Bahndamm erlebte so zwar ein sicher heißblütig anmutendes Vibrato trommelnder Ellenbogen, Schienbeine, Kinnladen und Kniescheiben, die Verursacher dieses Konzerts hatten allerdings nur bedingt Spaß. Gabi zitterte am ganzen Körper, wegen der Kälte. Und ich zitterte ebenfalls, hatte aber zahlreiche Gründe zur Auswahl, warum eigentlich: natürlich der sibirischen Temperaturen wegen, dann wegen der Angst, entdeckt zu werden, aus verständlicher Aufregung vor einer echten Weltpremiere (für mich!), aus rein körperlicher Anstrengung beim hektischen Öffnen halb vereister Reißverschlüsse und vor allem wegen der Befürchtung, es könnte einfach schiefgehen.

Es ging nicht schief. Aber es war auch nicht so berauschend, dass man Jahrzehnte und Jahrhunderte später noch seinen inzwischen erwachsen gewordenen Enkeln davon erzählen möchte. Gabi und ich haben uns, wen wundert es, schon bald nach diesem deutschen Wintermärchen aus den Augen verloren. Vordergründig, weil das Kaffeehaus Pleite machte und sie mit ihren Eltern weggezogen war. Wirklich ausschlaggebend war aber eher, dass sie den 19-jährigen stolzen Besitzer eines Motorrads kennenlernte. Er hatte eine Ducati – und ich keine Chance!

Es folgten weitere Bekanntschaften, Freundinnen und

auch längere Beziehungen. Die Vornamen der beteiligten Damen mögen dem geneigten Leser wie Schall und Rauch vorkommen, mir aber sind sie allesamt noch geläufig. Sehr zum Leidwesen meiner heutigen Frau. Nicht dass ich sie mit schmachtenden Erinnerungen und amourösen Anekdoten aus dieser Zeit malträtieren würde, ganz im Gegenteil: Ich erzähle viel zu selten davon. Das macht sie misstrauisch, sehr misstrauisch sogar. Manchmal auch missmutig. Aber so sind wir Männer, egal, ob beleibt oder dürr: Wir können Vergangenes ruhen lassen, ohne es zu verdrängen oder in uns abzutöten. Einfach so. Wir müssen nichts auf-, ab- oder verarbeiten, nein: Wir leben völlig unbeschwert auf der hoch aufgetürmten Müllhalde unserer Biographie!

Verschüttet, aber nicht vergessen findet sich in dieser Halde auch ein weiteres prägendes Erlebnis, der Tanzkurs. Bei uns Internatsschülern gab es nur einen Grund, warum wir alle reihenweise in den Tanzkurs liefen: Wir bekamen Ausgang. Das heißt, rudelweise stürmten wir jeden Donnerstag Punkt 18 Uhr durch das Hauptportal des Schülerheims in die Freiheit. Ausgang bis 21 Uhr 30, was für eine Gnade! Da nahm man schon den leicht schmierigen Tanzlehrer mit seiner peroxidgebleichten Partnerin in Kauf, der einmal pro Woche in das Nebenzimmer vom Gasthof «Adler» zu Jive, Foxtrott und Rumba lud. Entscheidend für uns waren nicht die richtigen Schritte, sondern die richtigen Mädchen. Und von denen gab es nur vier oder fünf.

Da man sich nach der Anmeldung zum Tanzkurs selbst um eine Partnerin kümmern musste, verabredeten mein damaliger bester Freund Wolf und ich, dass wir zusammen auf «Bräuteschau» gehen wollten. Und tatsächlich, über einen Kumpel im Nachbarort D. wurde für uns beide ein Blind Date mit zwei Tanz-Aspirantinnen verabredet. Natürlich hieß das damals in den Sechzigern des letzten Jahrtausends nicht «Blind Date», sondern «Rechnung mit zwei Unbekannten». Treffpunkt: die Bushaltestelle an der großen Ausfallsstraße nach L., also eine extrem romantische Örtlichkeit.

Wolf und ich fuhren wie geplant mit dem Bus nach D., stiegen an der Haltestelle aus und ... wir sahen sie sofort! «Ich nehm die Linke!», zischte Wolf mir nur noch zu und raste los. Er hatte nicht nur die besseren Augen, sondern auch die besser trainierten Beinmuskeln. Und so kam es, dass ich mit «der Rechten» Tanzkurs machte, einem sehr großen, leicht dicklichen und nicht gerade ausgesprochen hübschen Mädchen. Zwei Monate lang also wurden wir an den Donnerstagen für jeweils lange zwei Stunden ein Paar. Wolf dagegen schaffte mit seiner Partnerin, einer sensationell gut aussehenden Tochter aus besserem Hause, den Einstieg in die High Society von D., sprich: Er wurde schon nach einem halben Jahr Mitglied im Tennisclub.

Das mir vom Schicksal zugedachte Wesen litt nicht nur unter einer wenig schmeichelhaften Körperhülle, sondern auch darunter, dass ihre Eltern sich den Vornamen «Salome» für sie hatten einfallen lassen. Ausgerechnet Salome! Sie hatte nichts von einem Wesen aus Tausendundeiner Nacht, und sie hatte beileibe keine märchenhafte Figur – außer man stand auf weibliche Rundungen an den falschen Stellen. Sagen wir mal so: Hätte ich damals schon einen Bauch gehabt, wir hätten perfekt zueinander gepasst.

Bedauerlicherweise war ich zu dieser Zeit noch nicht Kavalier genug, um trotz allem höflich, nett und sympathisch mit der Situation und vor allem mit meiner Tanzpartnerin umzugehen. So ließ ich Salome oft unbegleitet nach dem Kurs nach Hause gehen, eine echte Unverschämtheit im Nachhinein betrachtet, für die ich mich jetzt, wenn auch zu spät und zu indirekt, an dieser Stelle entschuldigen möchte. Um der Wahrheit die Ehre zu geben: Ich feierte nach jedem Tanzabend lieber mit meinen Kumpels die letzten Minuten Freiheit in einem Lokal, als für meine Anvertraute den Bodyguard auf dem nächtlichen Nachhauseweg zu spielen. Okay, ich schäme mich wirklich noch heute dafür.

Tanzkurse muss man sich in etwa so vorstellen wie Sexual-Vorbereitungsseminare an der Volkshochschule: Man tut so, als hätte man sich nur in der Tür geirrt und sei bereits im Fortgeschrittenen-Kurs II, bleibt dann aber doch sitzen und passt auf wie ein Luchs. Nur nichts versäumen, nur nichts auslassen. Der Übertritt von der Pubertät direkt ins Mannesalter, er *kann* im Tanzkurs stattfinden, *muss* aber nicht. In meinem Fall nutzten drei oder vier Freunde die Gelegenheit voll aus, sie verknallten sich auf der Stelle. Sinnigerweise kein einziger in seine Tanzpartnerin – aber vielleicht zählt auch dies zu den großen Mysterien des Tanzkurses. Und wenn dieser dann auch noch in der Provinz stattfindet, erhält die Sache sowieso ihren ganz eigenen Charme.

So machte eines Tages der bereits erwähnte Tanzlehrer, der sein senffarbenes Flanell-Jackett sicherlich für eine modische Offenbarung hielt, einen von uns Tanzwilligen auf einen Benimmfehler aufmerksam: Die männliche Hälfte des Paares hatte rechts statt links neben seiner Partnerin Aufstellung genommen. Und wie reagiert da ein 16-jähriger Bauerssohn aus dem bayerischen Schwaben? Er sah dem Mädchen an seiner Seite tief in die Augen und sagte: «Hosch ned g'hört? Rüber geh'n soll'sch!» Ein Beispiel, das zweierlei deutlich macht: Tanzlehrer nehmen eine große Verantwortung im Rahmen der gesellschaftlichen Sozialhygiene wahr, und der schwäbische Dialekt, wie er rund um Augsburg gesprochen wird, ist nicht das probateste Mittel für Charmeoffensiven aller Art.

Der ungehobelte Kerl hieß übrigens Robert. Er war nicht nur ein ziemlicher Dickschädel, sondern auch der einzige dickere Typ im Tanzkurs. Ich weiß genau, dass ich ihn öfter beobachtet habe bei seinen tänzerischen Bemühungen, die ähnlich ungelenk ausfielen wie seine sprachlichen. Damals habe ich mir geschworen: So dick wirst du nie! So viel zu meinen guten Vorsätzen als Schüler.

Mein Bauch wuchs mit dem Reifegrad meiner Erfahrungen mit Frauen. Man könnte sagen: Je besser ich mit ihnen zurechtkam (was nicht immer als Kompliment für mich zu sehen ist), desto stärker sah man mir das an. Vor allem vorne herum. Aus dem zaundürren Hänfling wurde ein junger Mann, dem bei der Musterung für die Bundeswehr der Stabsarzt sogar einen «athletischen Körperbau» attestierte. Meinen unterdrückten Anflug eines Lachkrampfes wusste der Mann in Weiß allerdings zu dämpfen mit der völlig überflüssigen Anmerkung, dass dies wohl nur auf «meine gute Erbmasse» zurückzuführen sei. Ich bin froh, dass ich diesem Stabsarzt, der offenbar noch geistige Restbestände seines früheren Dienstherren aufwies, nie wieder im Leben begegnet bin. Auch die Bundeswehr musste auf meine Mitgliedschaft verzichten, denn ein Attest bescheinigte mir ein so dramatisches Rückenleiden, dass mit meinem Ableben noch während des Grundwehrdienstes zu rechnen gewesen wäre. Ich habe bis zum heutigen Tag wirklich Rücken, um mit Horst Schlämmer alias Hape Kerkeling zu sprechen, aber mal ehrlich: Wer hat das nicht?

Ab meinem 20.Geburtstag wurde ich nicht mehr länger, dafür aber deutlich breiter. Ganz langsam und ganz unmerklich. Die Gründe sind schnell aufgezählt: kein Sport, wenig Bewegung und gerne essen. Trotzdem, während meiner Studentenzeit – und ich habe lange studiert! – war mein Körper nie Thema bei etwaigen Flirtversuchen und Liebesspielereien. Ich hatte zwei Arme, zwei Beine, dazu relativ hoch angebrachte, breite Schultern, darüber eine immer leicht braun getönte Haut, die der bereits erwähnte Bundeswehrarzt sicher auch meiner tollen genetischen Disposition zugerechnet hätte, und einen Knochenbau, der sich (noch) deutlich abzeichnete. Das heißt, ich sah nicht übel aus, aber rein körperlich war ich Otto Normalverbraucher, Mr. Durchschnitt persönlich. Frauen, die Interesse an mir zeigten, taten dies jedenfalls nie vorwiegend wegen meiner Muskeln oder sonstiger fleischlicher Vorzüge, die einem sofort ins Auge gestochen wären. Was ins Auge stach, war allerdings meine ausgeprägt klassische altgriechische Nase, die beim Küssen so manchem Gegenüber durchaus das Augenlicht hätte rauben können.

Wo wir schon vom Küssen sprechen: Wie küsst man eigentlich einen Dicken? Ich weiß nicht, wann meine Frau es letztendlich aufgegeben hat, mich beim Küssen umarmen zu wollen. Es ist jedenfalls schon einige Jahre her. Nur noch auf Partys oder bei anderen unpassenden Gelegenheiten macht sie gerne mitten im Gespräch mit anderen eine ausladende Armbewegung in meine Richtung, die den Eindruck vermittelt, als wollte sie mich umfassen und an sich heranziehen,

nur um diesen Versuch dann sofort demonstrativ abzubre-
chen, weil es ja nicht geht. Die Umstehenden begreifen in aller Regel die nonverbale Botschaft: Ja genau, das geht ja nicht
– bei *dem* Bauch! Es gibt viele Möglichkeiten, seinem ange-
trauten Gatten klarzumachen, dass er wirklich abnehmen
sollte – meine geliebte Frau kennt sie alle.

Beim Küssen wird also von vornherein aufs Umarmen verzichtet. Die Innigkeit kommt hier eher durch festes Zupacken
an den Oberarmen, durch Druck von hinten auf die Schulter-
blätter oder durch einen beherzten Griff am Hinterkopf zum
Ausdruck. Die Region ab dem Brustkorb abwärts eignet sich
für diese kraftvollen Gefühlsäußerungen weniger. Zumal ich
auch nicht möchte, dass mein Gegenüber aussichtslos nach
Halt fingern muss, nur um das Unmögliche möglich zu machen. Der Bauch trennt also unsere Körper, aber nicht unsere
Köpfe.

Meine Kinder haben für meinen Bauch vor einigen Jahren
den sinnfälligen Begriff «Schwabbelabweiskissen» erfunden.
Auf interessierte Nachfragen, was ein «Schwabbelabweiskissen» denn genau sei, welche Funktionen es aufweise und wer
es gemeinhin benütze, kamen so gut wie keine zielführenden
Informationen. Dafür wurde das lautmalerisch wirklich originelle Wortgebilde immer wieder in einer Art Wechselgesang
eingesetzt, vorzugsweise bei Fahrten in den Urlaub. Macht
sich ja auch toll, mit dem Vater kurz hinter dem Inntaldreieck
in der Autobahnraststätte vor dem SB-Buffet zu stehen und
jeden meiner Griffe nach einem leckeren Sandwich oder einem Schoko-Muffin mit einem «Papa, das passt nicht mehr
rein in dein Schwabbelabweiskissen» zu quittieren. Da bleibt
nur die Hoffnung, dass hinter einem in der Warteschlange

Touristen aus Japan oder Island stehen mögen, die des Deutschen nicht mächtig sind.

Aber nicht nur meine Kinder spotten, auch die Wissenschaft tut es – zum Thema Sexualität:

> «Männern mit dickem Bauch, gestörtem Stoffwechsel oder auch einem Diabetes mellitus Typ 2 mangelt es häufig am Geschlechtshormon Testosteron. (...) Das führt dazu, dass oft Flaute in der Hose herrscht.»

Mit diesen klaren Worten brachte das Informationszentrum für Sexualität und Gesundheit e. V. an der Uniklinik Freiburg Verwirrung in mein Leben. Wirklich? Ist da etwas an mir vorbeigegangen? Und das, obwohl ich bis dato immer recht deutlich den Wechsel zwischen Wind und Flaute in meiner Hose registrieren konnte? Aber Professor Ulrich Wetterauer, Androloge, Urologe und Vorstand des ISG, scheint sich auszukennen in meinem Leben und gibt mir keine Chance:

> «Fast jeder vierte deutsche Mann ist übergewichtig und setzt damit nicht nur seine Gesundheit aufs Spiel, sondern ebenso eine zufriedenstellende Sexualität.»

Das sitzt! Und lässt null Spielraum für irgendwelche Ausflüchte. Wobei man über die exakte Stoßrichtung des Begriffs «zufriedenstellende Sexualität» streiten könnte: Meint das jetzt Geben oder Nehmen? Soll meine Sexualität mich oder meine Partnerin zufriedenstellen?

Aber gut, die Wissenschaft war mir noch nie behilflich bei Fragestellungen, die sich immer wieder aufdrängen. Wie lässt sich zum Beispiel der starke Aufforderungscharakter erklären, den eine Bockwurst auf mich ausübt? Läuft das wirklich total simpel über die sexuelle Symbolik, die dem Akt des Verzehrens innewohnt und der ja doch eher auf Frauen als auf Männer wirken müsste? Oder ist es allein schon der Geruch von heißem Wurstwasser und mittelscharfem Senf, der stimulierend auf meine Synapsen wirkt? Vielleicht ja eine prägende Kindheitserinnerung, die sich unauslöschlich eingebrannt hat auf der emotionalen Festplatte, nach dem Motto «Mutter im Bikini füttert Kleinkind bei Freibadbesuch mit Wurstwaren, was im Kind ein assoziatives Dilemma auslöst». Wie gesagt, man weiß es nicht, aber eines ist sicher: Mein Bauch findet, ganz im Gegensatz zu meiner Frau, meine Sexualität ziemlich sexy. Wenn man das jetzt noch umgekehrt hinbekäme ... ein Traum! Aber ich bin sicher, den bringt meine Frau in den nächsten Zeilen mit einem kleinen Fingerschnipsen schnell zum Platzen.

Aber noch bleibt Gelegenheit, in Erinnerungen zu schwelgen. Schließlich gab es Zeiten, da ich jede Frau haben konnte. Jede! Diese Zeiten frühkindlicher Prägung haben den Weg bereitet für mein späteres Sein; und nachdem ich Ihnen, wenn auch weniger detailliert, als Sie das vielleicht erhofft hatten, mein aktuelles, nicht ausschweifendes, aber doch existentes Liebesleben geschildert habe, kommen wir zum Wesentlichen. (Schließlich halte ich auch die regelmäßigen Umfragen, nach denen deutsche Paare es quasi mehrmals pro Woche und die Ostdeutschen noch öfter treiben, für erstunken und erlogen. Ich kenne genug Männer, die beim dritten Bier an der Hotelbar erläutern, dass ihre Frau und sie schon lange nicht mehr und dass einmal im Monat ja schon ein Fortschritt und dass eine Freundin zu teuer wäre – bevor sie nach dem zehnten Bier mit sich selbst darin einig werden, dass Sexualität ohnehin ungeheuer überschätzt wird – oder aber bevor sie den Pay-TV-Kanal im Hotelzimmer ansteuern, *for adults only*.)

Kehren wir also in einer kleinen Schleife vor dem Finale nochmal zu den Ursprüngen dessen zurück, was mein Verhältnis zu den Frauen ausmacht. Zu jenen Zeiten also, als ich «Psychologie» noch nicht mal aussprechen konnte und «Sex» für mich zu jenen Wörtern gehörte, die zwei normale sowie einen unbekannten, aberwitzigen Buchstaben in sich trugen. Tatort Kindergarten. Ich war ein braves Kind. Immer schon. Eher der Quatscher als der Macher, mehr Kopf als Körper, weniger Macho als vielmehr Kümmerer. Trotzdem, die Mädels standen auf mich. Behauptete jedenfalls ein Leben lang meine Mutter, und die muss es wissen.

Selbst wenn ich den Mädchen im Sandkasten das Schäufelchen wegnahm, sie an den Haaren zupfte oder ihre Vornamen falsch aussprach – sie liefen mir, wenn sie denn schon laufen konnten, hinterher. Reihenweise. Was auch kein großes Kunststück war, denn bei den «Käfern», meiner Kindergartengruppe, gab es vorwiegend Mädchen. Und ich war so ziemlich der Einzige, der Tag für Tag anstelle der simplen Schulmilch Besseres zu trinken dabeihatte: dunkelbraun getönten Kakao aus frischer Milch, eigenhändig mit Kaba-Pulver angerührt von der Besitzerin des Milchladens gleich neben dem Kindergarten. Die Milch und auch den Kakao gab es dort in kleinen Glasflaschen, die mit einem kreisrunden Pappdeckel oben halbwegs dicht verschlossen wurden.

Jede Vesperpause in unserem Kindergarten geriet so zu einer vielbeachteten täglichen Vorführung (und auch *Verführung*): den mitgebrachten Strohhalm durch die vorgestanzte

Öffnung des Pappdeckels stoßen und dann, beobachtet von mindestens zwei Dutzend Kinderaugen, einen ersten kräftigen Zug nehmen – das hatte was. Allein schon dieses Durchstechen! Es kam unheimlich gut an bei jenen seltsamen und rätselhaften Wesen, die sich von Jungs durch zwei Dinge unterschieden: Sie trugen lange Zöpfe, und sie trugen lange geblümte Kittelschürzen. Womit wir mein damaliges Wissen über Sexualität als solche auch schon gestreift hätten.

Zurück zum Vorgang des großen Trink-Rituals und damit auch zur Psychologie im Segment Mann/Frau. Je höher die braune Kakaosäule im Strohhalm stieg, desto höher wuchs auch die Bewunderung der umstehenden Damenwelt. Und ihr Appetit auf ebendiesen Zaubertrank. Ja, ich war ein gefragter Typ – damals. Und ich hatte, trotz Kakao und der mitgebrachten Wurstbrote, keinen Bauch. Ich war dünn, klapperdürr sogar.

Dabei gab es davor durchaus eine Phase, die meinem jetzigen Zustand entspricht: Auf einem Foto, das an meinem ersten Geburtstag aufgenommen wurde, ist ein properes, dickliches Kleinkind zu sehen, das aus seinem Stühlchen heraus gebannt auf eine Geburtstagstorte samt Kerze starrt. Die Haare rahmen in dicken Locken das kreisrunde Gesichtchen ein, die Lippen sind gespitzt, das Kind saugt scheinbar Luft an, und es besteht kein Zweifel daran, dass der kleine süße Fettwanst in wenigen Sekunden nicht nur die Flamme, sondern auch die Torte samt Kerze vom Teller pusten wird.

Doch das anrührende Bild täuscht. Die Augen des Einjährigen fixieren nämlich weniger das physikalische Spektakel des Mini-Feuers als vielmehr die geballte, hübsch verpackte Ansammlung von Fett, Zucker, Eiweiß und Kohlenhydraten.

Die Torte ist die Sensation, nicht die Kerze! Mein Blick auf diese Konditorleistung aus Creme, Sahne, leckerem Biskuit und glänzendem Schoko-Überzug verrät nur eines: Das Kind weiß, was es will. Ein dickes, fettes Stück von dieser sexy Torte – und zwar sofort!

Meine Eltern haben somit – unter Einsatz ihrer altertümlichen Rolleiflex mit Blende 5,6, einer ewig langen 1/30-Sekunde und natürlich ohne Blitz (sonst wäre die Kerzenflamme unsichtbar!) – nicht nur einen feierlichen Anlass fotografiert, sondern auch die präzise Momentaufnahme einer veritablen frühkindlichen Prägung abgeliefert: Der Anblick von Happahappa setzte sich in den zwingenden Wunsch um, dieses Happahappa jetzt auch zu bekommen. Und zwar umgehend. Heute geht mir das bei schönen alten Jaguar-Limousinen so, die man glücklicherweise nicht essen kann. Und bei jeder Form von Essen. Und manchmal auch bei meiner Frau.

Ist also das kindliche Pummelchen, das gefressen hat wie ein Scheunendrescher, einfach nur rund geblieben? Hat sich mein Lustzentrum direkt vom Gehirn in die Speiseröhre verlagert, was ich zeitlebens nicht mehr umkehren konnte und kann? Sicher, das klingt nach einer bestechend logischen Entwicklung. Dabei war alles anders. Völlig anders.

Denn der dickliche Wuschelkopf aus den Fünfzigern, den die Verwandtschaft immer wieder gerne für eine eher burschikos geratene Mädchen-Ausgabe gehalten hat, trug ein paar Jahre später einen männlichen Seitenscheitel, dazu hohe Wangenknochen, schmale Gesichtszüge und eine gestreckte Gesichtsform. *Vertikal* gestreckt, wohlgemerkt! Fotos aus dieser Zeit zeigen immer dasselbe: einen Strich in der Landschaft, einen Spargeltarzan mit angeborener Magersucht, einen langen, knochigen jungen Mann mit Tendenz zur Unterernährung.

Mit dieser Figur war ich eigentlich ein paar Jahre zu spät dran. Denn in Deutschland verband man mit spindeldürren, mageren Männern eher die Kriegsheimkehrer Ende der vierziger, Anfang der fünfziger Jahre. Der Schauspieler Gert Fröbe, spätestens mit seiner Rolle als wohlbeleibter Gegenspieler von James Bond in *Goldfinger* weltberühmt geworden, hatte in seinem Filmdebüt *Berliner Ballade* (1948, Regie: Robert A. Stemmle) den Begriff «Otto Normalverbraucher» in die Welt gesetzt und trat als hagerer, ausgemergelter Kriegsheimkehrer auf. Dann kam das Wirtschaftswunder, und mit ihm kamen die Kalorien. Deutschland setzte an. Und Gert Fröbe auch.

Mein Vater wurde ebenfalls breiter im Laufe der Zeit. Da er auf den Fotos des Familienalbums als schlanker Jüngling verewigt war, beschäftigte mich das bereits als knapp Zehnjähriger. Werde ich seine Gene erben? Muss ich auch dicker werden? Werde ich Geheimratsecken und graue Haare bekommen? Muss ich eines Tages auch meine Hosen und Hemden zum Schneider bringen, um sie mit eingesetzten Stoffresten weiter machen zu lassen? Vorrangig thronte aber über allem die Frage: Wird das alles passieren, bevor ich die Frau fürs Leben gefunden habe? Ich klappte das Fotoalbum (mein Vater starb, als ich elf war) zu und beschloss, dass mir dies alles nicht in die Tüte kommen werde. Ich würde schlank bleiben und die Schneider meiner Heimatstadt arbeitslos machen – alle sieben auf einen Streich!

Außerdem klammerte ich mich, was die Vorbildfunktion anging, an meine Mutter. Sie war, seit ich sie kenne (und das ist schon eine ganze Weile), immer eine sehr attraktive Frau. Und immer schlank. Angesichts meiner heutigen Figur müsste man also eher Zweifel an der Mutterschaft meiner Mutter haben als an der Vaterschaft meines Vaters.

Lange konnte ich essen, was ich wollte und so viel ich wollte, es blieb nichts hängen. Was meine Eltern mächtig unter Druck brachte: «Warum bekommt der Junge denn zu wenig zu futtern?» –«Armer Kerl, da, nimm!» – «Soll ich dir noch ein Wurstbrot schmieren?» – Meine Reaktion auf diese letzte Frage lautete nie «Ja!» oder «Nein!», sondern immer nur: «Kann ich vielleicht auch zwei haben?» Es war die Zeit des großen Heißhungers. Nicht nur auf Wurstbrote und Eszet-Schoko-Schnitten, die es heute noch gibt (dass diese Vorliebe meine spätere Berufswahl beeinflusste, die ich als Redakteur bei der lautmalerisch gleichklingenden SZ alias *Süddeutsche Zeitung* startete, wird mein Biograph noch empirisch absichern müssen!), sondern auch auf Käse-Igel, also hübsch auf einer mit Alufolie bezogenen Halbkugel drapierte Zahnstocher mit Käsestückchen, Kirschen, Gurken oder Silberzwiebeln. Oder auf Toast Hawaii und Eier «Mimosa», auf Butterhuhn und Crêpes Suzette. Es waren die fetten Fünfziger. Und es waren bald schon die Fetten um die 50, die das Bild beherrschten.

Heute ist das anders. Kennen Sie Matthias Steiner, den Olympiasieger von Peking 2008 im Gewichtheben? Ich spiele jetzt gar nicht auf seine üppige Statur an, die er sich aus rein sportlichen Gründen erarbeitet hat und die meinem Körperbau wirklich nur sehr entfernt nahekommt. Nein, der Mann imponiert mir wegen einer tollen Idee: Er hat laut Münchner *Abendzeitung* bei seinem Lieblingsitaliener einen, ich zitiere,

«Nudel-Flatrate-Vertrag» abgeschlossen. Der 140 Kilogramm-Mann sucht das Lokal fast täglich einmal, manchmal zweimal auf und lässt sich dort ausgiebig bekochen, gegen eine Pauschale.

Da muss man erst mal drauf kommen. Eine Pasta-Flatrate – und das ausgerechnet für einen Gewichtheber! Hat denn in Steiners neuer baden-württembergischer Wahlheimat Leimen dem Restaurantbesitzer noch niemand erzählt, mit wem er da einen Pakt eingegangen ist? Wie viel so ein Kraftsportler wegdrückt, wenn er hart trainiert und mitten in einer Aufbauphase steckt? Der streamt sich doch Pasta rein bis zum Abwinken, vermutlich ein einziger Nudel-Download auf den Teller von morgens bis abends, unter Umständen lässt sich das Kraftpaket sogar noch nachts seine Lasagne per E-Mail nach Hause schicken, als *Attachement* plus Speisenkarte-Datei. Schade, dass mein Lieblingsitaliener etwa 580 Kilometer entfernt ist – in Italien.

Wie man sieht, geht uns etwas dickeren Exemplaren der Menschheit beim Thema Essen sofort die Phantasie durch. Eine Pasta-Flatrate – *das* klingt toll! Das klingt sexy! Da hebt man auf der Stelle ab, so was möchte man auch haben, das gönnt man nur sich und keinem anderen. Geistigen Futterneid löst so eine Idee aus, man hat sie sofort zum Fressen gern. Und genau an diesem Punkt setzt unser aller Problem an: Essen hat sich zu unserem Thema Nummer eins gemausert, Essen als Hauptbeschäftigung, Essen als appetitanregender Gedanke, Essen als Antwort auf fast alle Sinnfragen. Essen als Quotenbringer im Fernsehen, Essen als Ersatzbefriedigung für Loners, Losers & Singles. Essen eben nicht mehr als Luxus, nicht als Hungerkiller, sondern Essen als Unterhaltung.

Schluss mit Essen aus Langeweile, essen wir gegen die Langeweile an.

Womit wir wieder beim Anfang wären: Gilt nicht auch Sex als Thema Nummer eins? Als Unterhaltung pur? Als Mittel gegen die Langeweile? Wahr ist wohl, dass beides überbewertet wird. Aber man braucht eine ganze Weile, um das festzustellen.

PS:
So, jetzt haben wir den Salat. Jetzt ist dieses Kapitel doch das längste des gesamten Buches geworden! Ob das etwas zu bedeuten hat? Und wenn ja, für wen?

Kommentar der Ehefrau

Mel Gibson ist ein australischer Macho mit schönen blauen Augen und einem einstmals attraktiven Körper, den, wie alles Menschliche, die Zeit verändert hat. Meinem Geschlecht wird Gibson immer durch seinen Erfolgsfilm *Was Frauen wollen* in Erinnerung bleiben, denn darin spielt er einen Frauenversteher. Keinen angelernten, wie ihn viele Männer gern darstellen, um ihre Chancen zu erhöhen, sondern einen wahren Frauenversteher: Durch einen kleinen Unfall kann er die Gedanken von Frauen hören – und ihre Gefühle sowie Bedürfnisse nachempfinden. Das macht ihn – im Film zumindest – zum besten Liebhaber aller Zeiten, denn er weiß auch beim Sex, was Frauen wollen – selbst dann, wenn sie nichts zu sagen wagen. Was bekanntlich selten vorkommt – es sei denn, beim Geschlechtsverkehr. Da meinen Frauen bis heute, Männer müssten ahnen, spüren, wissen, was Frauen ersehnen.

Das ist das Problem mit dem Sex: Die meisten Frauen tun es mit Männern, aber sie reden darüber mit Frauen. Über nichts können gute Freundinnen so gut reden wie über Sex. Welcher Typ ein Kunststück kann, wer nun wirklich überhaupt nicht weiß, wie es geht, warum der Ex-Ex wegen seiner Performance im Bett durch einen neuen, späteren Ex ersetzt werden musste. Mit Ehemännern hingegen redet man besonders selten über Sex. Man hat ihn, und, wie der Amerikaner sagt: It better be good. Wenn nicht, bestehen die meisten Ehen dennoch fort. Weil es mehr im Leben gibt als Fleischeslust und weil die Erinnerung an guten Sex manchmal fast genauso gut ist wie die Sache selbst.

Der Liebesakt ändert sich an sich nicht dadurch, dass einer, gesamtkörperlich gesehen, dick oder dünn, groß oder klein ist. Erotik findet zuallererst im Kopf statt, und Kopfkino kann genauso retuschieren, wie echtes Kino das tut. Weshalb es, verwirrend genug, letztlich doch darauf ankommt, ob einer dick oder dünn ist – wenn es nämlich dem Partner wichtig ist, ob einer dick oder dünn ist.

Es gibt folglich Tage, da ist es egal, wie der andere aussieht, riecht oder schmeckt, weil es nur um das eine geht. Und es gibt Tage, da zählt nur die Übereinstimmung des Bildes im Kopf mit dem realen Menschen vor einem, damit zusammenkommt, was zusammengehört. Beides kann gutgehen und Spaß machen, muss aber nicht.

Eine Ehe hat allerdings den unersetzlichen Vorteil, dass beide Arten von Tagen immer wiederkehren – und man sich und es immer wieder ausprobieren kann. Und wenn mal ein

Tag vorbeigeht, an dem nichts geht, gibt es immer noch ein Morgen.

Wobei, um mal wieder etwas weniger küchenpsychologisch zu werden: Den Sexstreik hätte ich doch noch eine Weile durchhalten sollen. Bekanntlich wurden, wenn man sich die antike Theaterliteratur anschaut, sogar Kriege auf diese Weise verhindert. Da hätte ja ein bisschen Abnehmen für die gute Sache auch noch erzwungen werden können, oder?

DAS SCHWEIGEN DER
INNEREIEN

*Wie man als Tiger startet und als Elefant endet, warum 0,59
Jahre keine Verheißung darstellen, weshalb ich nie mit Kate
Winslet auf der Titanic fahren werde, warum mein Onkel
Willy Brandt das Du anbot und alles über das Märchen von
einem, der sich auszog, andere das Fürchten zu lehren*

Das Schlimmste zuerst, heißt es. Gut, hier also das Schlimmste: Männer haben eine geringere Lebenserwartung als Frauen. Das ist erstens statistisch bewiesen und zweitens völlig ungerecht. Erschwerend kommt drittens noch hinzu, dass Frauen deshalb länger leben sollen, weil sie vernünftiger essen. So sagt es zumindest das Orakel vom Bodensee, in persona Renate Köcher, Geschäftsführerin des Instituts für Demoskopie in Allensbach. Mir persönlich war das Meinungsforschungsinstitut zwar bislang noch nicht als Hochburg der deutschen Gesundheitsberatung aufgefallen, aber in einem hat die Dame recht: Männer sterben früher als Frauen. Im Durchschnitt um fünf Jahre.

Gut, das Schockerlebnis fällt nicht so gewaltig aus, denn irgendwie hat man das alles schon gewusst. Dennoch habe ich mich gefreut, als ich kurz darauf im Internet eine hilfreiche Entdeckung machen durfte: den Lebenszeitrechner. Es gibt ihn wirklich. Zum Ausfüllen und Ausrechnen, mit anschließender Freu-dich-Garantie! Man trägt Alter, Geschlecht, Wohnort, Gewicht und noch vieles mehr ein, wobei schummeln nicht erlaubt ist. Okay, leichtes Abrunden vielleicht schon. So ein paar hundert Gramm weniger. Vielleicht auch Kilos. Aber wirklich nur im einstelligen Bereich.

Dabei fällt mir ein, dass ich nie Bungee-Jumping machen könnte. Und ich sollte mir auch nie Ski ausleihen. Denn bei beiden Sportarten ist eines entscheidend: Man sollte bei der Materialauswahl sein Gewicht wahrheitsgemäß angeben. Schummeleien und kleine Lügen können sich bei der Länge des Seils oder der Öffnung der Bindung tödlich auswirken. Umso mehr noch bei Operationen.

«Rauchen Sie?», fragt jeder Arzt als Erstes, wie mir all jene berichten, die sich schon einmal unter das Messer gelegt haben. Ich bin bislang davongekommen, bis auf eine harmlose 08/15-Blinddarmoperation als 14-Jähriger. Ich hatte damals nicht geraucht, noch nicht. Und heute rauche ich nicht mehr, das könnte ich also wahrheitsgemäß verneinen. «Trinken Sie regelmäßig Alkohol?», fragt er dann. Auch wenn einem jetzt ein frech-dreistes «Leider nicht!» auf der Zunge liegt, sollte ich diese Frage bejahen. Trinken gehört schließlich zu den gesellschaftlich akzeptierten Süchten. Und wenn einer gerne schwach wird, dann ich.

Noch ist alles ganz harmlos. Denn sowohl die Frage nach dem Rauchen wie auch die nach dem Trinken *kann* man der Wahrheit entsprechend beantworten, *muss* es aber nicht. Wer will das schon überprüfen? Wer will einem das ansehen? Bei der dritten Frage, die meistens aus dem Mund von Anästhesisten kommt, ist das leider anders: «Was wiegen Sie?» Spätestens hier muss man sich zwischen Leben und Ehre entscheiden. Wer im Angesicht eines Gottes in Weiß bei der Angabe des Gewichts lügt, kann schnell den Weg alles Irdischen gehen und plötzlich tot sein. Oder er wird – bei allzu augenfälligen Differenzen zwischen Realität und Wahnvorstellung – für verrückt gehalten. Auch dies zieht in der Regel keine erfreulichen Konsequenzen nach sich. Sagen wir also im Fall der Fälle dem Betäuber vom Dienst lieber die Wahrheit. Und was dann? Dann ist sie in der Welt – jene absolute Zahl, die du nie mehr (in Worten: nie mehr!) zurückholen kannst: dein wirkliches, dein reales, dein tatsächliches Gewicht! Eine nackte Zahl von ungeheurer Dimension.

Nicht mal meine Frau weiß nach nunmehr fast 20 Jahren gemeinschaftlichen Lebens, wie viel ich wirklich wiege. Weil ich das noch nie zugegeben habe. Meistens weiß ich es nicht mal selbst, weil ich mich selten bis nie wiege. Ich bin nämlich zum Leidwesen meiner Frau kein Technikfreak und daher nicht in der Lage, mich mit Fragen wie der mangelnden Funktionstüchtigkeit von Präzisionswaagen in diesem Haushalt zu beschäftigen. Denn dass unsere Badezimmerwaage nicht das richtige Gewicht anzeigt, liegt auf der Hand.

«Georgie», sagt sie immer, wenn sie mich nackt im Schlafzimmer antrifft, und dann geht der Satz – nach einem arglos eingeworfenem «Jaaa, was denn?» meinerseits – nicht etwa weiter mit: «Komm, Tiger, geh jetzt sofort mit mir ins Bett, ich will dich», oder was Männer sich sonst so auf dem Weg zwischen Bad und Bett erträumen, sondern sie sagt lauerndleise: «Was wiegst du eigentlich zur Zeit?» Darauf antworte ich immer, und das seit vielen Jahren: «Schatz, das weißt du doch. Ich wiege 102.» 102 klingt gut. Die Hoffnung, dass es sich um Pfund handeln könnte, hat sie zwar seit Jahren aufgeben müssen; aber 102 ist zumindest nicht zu sehr gelogen, weil offensiv über 100 Kilo. Und es klingt nicht zu gruselig, weil nur so weit über 100, dass ich mit wenig Aufwand in den zweistelligen Bereich gelangen könnte. Mit Betonung auf «könnte». Das kurz vor dem Einschlafen dahingeflüsterte «Gute Nacht, Elefant!» meiner Frau überhöre ich seit Jahren geflissentlich.

Gewichtspsychologie ist wie Preispsychologie. Im Supermarkt würden sie mich wahrscheinlich für 101,98 Euro verkaufen. Andererseits würde mich wahrscheinlich in meinem Zustand nur der Discounter nehmen, als Ramschware weit unter Wert, für gerade mal 99,98 Euro auf die Resterampe geworfen.

Meine Frau schaut in diesen Momenten auf jeden Fall regelmäßig zweifelnd auf, lässt sich quälende fünf, sechs Sekunden Zeit und sagt dann, ohne mich wirklich anzusehen: «Merkwürdig, ich fand, dass dein Bauch schon weniger hing.» Was sagt man da als Mann mit einem Rest von Stolz? «Bei dir hing auch schon mal das eine oder andere Körperteil weniger?» Komplett falsch! Bloß nicht. Denn ich liebe meine Frau – und zwar so sehr, dass mir etwaige Veränderungen an ihrem Körper, die altersbedingt sein könnten, gar nicht auffallen *wollen*. Und da heißt es immer, Frauen seien die einfühlsameren Wesen!

Aber zurück zur Frage von Leben und Tod. Man gibt also beim Lebenserwartungsrechner ein, wie viele Zentimeter man nach oben misst und wie viele Kilogramm man wiegt (nur so viel: Ja, mein BMI, mein Body-Mass-Index, liegt hauchzart über 29), wie viele Kniebeugen man schafft und ob man bei durchgestreckten Beinen mit den Fingerspitzen den Boden berührt, wie viel Obst man isst, wie viel Schnaps man trinkt, wie oft man pro Woche auf den Besuch im Fitnesscenter verzichtet, wie man seine Arbeit erledigt (im Sitzen, im Stehen, im Liegen? Arbeiten Sie viel über Kopf? Tragen Sie eine Brille? Sind Sie abends erschöpft?) – und erfährt dann nach einer Weile, wie lange man in etwa noch zu leben hat.

Billiger als eine Glaskugel, gut, aber ehrlich gesagt, mich hat allein das Ausfüllen des Fragebogens im Netz so viel Zeit gekostet, dass ein gefühltes Lebensjahr draufgegangen ist. Gefragt wurde auch, in welchem Monat ich Geburtstag und ob ich Abitur hätte, was ich irrelevant finde. Andererseits: Heitere März-Geborene mit einem wegen mehrmaligen Sitzenbleibens um Jahre verspäteten Abitur werden vielleicht unter Sanguinikern mit besserer Stress-Resistenz eingestuft.

Bevor ich das Ergebnis präsentiere: Ich bin knapp 60 Jahre alt. Das Ergebnis des Tests?

Ihre individuelle Lebenserwartung beträgt 59,59 Jahre.

Laut unserem Rechner haben Sie damit noch 0,59 Jahre zu leben.

Zum Vergleich: In Ihrer Region werden Männer durchschnittlich 79,95 Jahre alt.

Hinweis: Bitte beachten Sie, dass es sich um einen Test handelt, der auf statistischen Daten und epidemiologischen Studien beruht. Diese Werte liefern nur Anhaltspunkte für Ihre individuelle Lebenserwartung.

Darüber hinaus gilt dieser Test ausschließlich für Gesunde. Chronische Krankheiten wie Krebs, Herzleiden, Infarkte, Schlaganfall, Diabetes und Demenzleiden verkürzen die durchschnittliche Lebenserwartung und können daher nicht berücksichtigt werden.

Wenn Sie das hier lesen, bin ich also schon tot. Immerhin der erste Buchautor, der sein eigenes Ableben minuziös bestimmen und beschreiben konnte. Trotzdem, gute Nachrichten sehen anders aus.

Es gibt andererseits eine wirklich gute Nachricht: Hätte ich Krebs, ein Herzleiden, einen versteckten Infarkt, einen Schlaganfall, Diabetes oder wäre dement, dann wäre ich schon vor Monaten oder Jahren gestorben. Das fällt also alles flach. Bei Günther Jauchs «Wer wird Millionär?» nennt man das Ausschlussverfahren: Wenn A, C und D nicht zutreffen, dann muss es B sein. In meinem Fall wird also nicht A wie Altersdemenz, C wie chronische Krankheit oder D wie Diabetes mein Leben vorzeitig beenden, sondern ganz simpel: B wie Beerdigung. In genau 0,59 Jahren, vom Zeitpunkt des Tests an gerechnet. Seit ich das weiß, fühle ich mich schlecht. Und seit ich am Ausrechnen bin, wie viel 0,59 Jahre in ganzen Monaten und Tagen sind, fühle ich mich noch schlechter.

Das Experiment erinnert an den wirklich köstlichen Fernsehfilm *Bis dass dein Tod uns scheidet* mit Günther-Maria Halmer und Senta Berger aus dem Jahr 2001. Der Inhalt will kurz erzählt sein, schließlich fragen Sie sich sonst, warum ich hier locker weiterschreibe, anstatt an meinem Testament zu arbeiten: Halmer also, oder besser seine Filmfigur Gunnar Mosbach, Inhaber eines Tauchgeschäfts und nach eigenem Bekunden eigentlich «fit wie ein Turnschuh», füllt am Computer einen Fragebogen zur Bestimmung seines Todestages aus. Auch das Test-Ergebnis bei Halmer alias Mosbach ist dramatisch (vielleicht gibt es als Standard in diesen Programmen ja nur eine Antwort, und die lautet immer 0,59 Jahre?), er hat demnach nur noch wenig Zeit bis zu seinem letzten Tag.

Mosbach jammert, weint, verzweifelt und ändert sein Leben. Oder besser: Er hört auf zu leben. Sitzt im Bett, lamentiert, wartet auf den nahen Tod.

Senta Berger alias Edith Mosbach nimmt ihn nicht ernst. Am bewussten Tag, dem avisierten Todestag also, lädt sie Freunde ein und feiert eine Party. Es wird gelacht, gesungen, Musik gehört, der Todgeweihte sitzt derweil bleich in seinem Bett und ist beleidigt. Der Sensenmann will und will nicht kommen, aber seine vermaledeite Frau auch nicht, stattdessen wagt sie es, sich im Nebenzimmer über die Maßen zu amüsieren. Wutentbrannt rennt Mosbach rüber und beschwert sich bei der unsensiblen Freundesschar, die ihn mit Hohngelächter empfängt. Und während er sich erregt, geht der Abend in die Nacht über, der nächste Tag bricht an, und der Tauchgeschäftsinhaber Mosbach – lebt. Was auch sonst?

Muss man sich mit einem Bauch, der vielleicht größer ist als bei anderen, aber doch nicht so groß, dass diese anderen es wagen dürften, einen mit Fettwanst anzusprechen, wirklich täglich den Tod vergegenwärtigen? Oder schlägt der Sensenmann unabhängig von Gewicht, Fitness und Ausdauerfähigkeit zu? Hat er vielleicht ganz andere Kriterien: Lebensfreude! Spaßfähigkeit! Ausgeglichenheit! – Es wird nicht verwundern, dass ich glühender Anhänger der letztgenannten Glaubensrichtung bin. Und auch immer war. Die Angst vor einem wirklich schnellen Ende hat mich nie geplagt – mal abgesehen davon, dass wir alle von einer Sekunde auf die andere Opfer eines Unglücks werden können.

Meine Vorstellung von Lebensabend ging immer dahin, dass einfach alles so weitergeht wie bisher. Warum auch nicht? Altern als Verlängerung des Jetzt-Zustandes und Altwerden als unmerkliches Fortschreiten von Zeit. Gut, man altert äußerlich, bekommt Falten, wird langsamer und ruhiger. Aber ein ruhiger Mensch war ich zeitlebens. Und das mit den Falten ist nicht so wild – jedenfalls nicht bei Männern. Mag sein, dass nur Glückskinder und Unbedarfte solchen Thesen anhängen, aber ich müsste lügen, wenn ich behaupten wollte, es nicht zu tun.

Und es liegt bei uns auch in der Familie. Meine Vorfahren zum Beispiel: rein genetisch eine vorbildliche Ansammlung lang gedienter Lebensgeister. Die meisten von ihnen sind steinalt geworden. Die Urgroßmutter mütterlicherseits hat sich erst in den hohen Achtzigern verabschiedet (seinerzeit recht selten), ihre Tochter wurde 94, und die Enkelin, also meine Mutter, geht frisch und fit ins 85. Lebensjahr.

Ein entfernter Onkel war einige Jahre lang das älteste SPD-Mitglied Deutschlands. Freunde und Bekannte berichteten, dass er noch im Altersheim täglich recht fidel unterwegs war, seine Runden um den Block drehte und fleißig mit den Schwestern flirtete. Zum 100. Geburtstag der Partei – etwa fünf Jahre vor dem Tod (des Onkels, nicht der SPD) – wurde er nach Bonn eingeladen und per Hubschrauber in den damaligen Regierungssitz eingeflogen, nur um Willy Brandt als Erstes spontan das unter Genossen übliche «Du» anzubieten, auf das der Bundeskanzler aus lauter Respekt verzichtet hatte. Der Onkel hat ihn sichtlich genossen, seinen Auftritt bei den Genossen.

Der Mensch ist ein Verdrängungstier, so wie das Pferd ein Fluchttier ist. Und so, wie große Pferde sichtbar schneller flüchten, verdrängen große Menschen sichtbar mehr aus ihrer Wahrnehmung. Habe ich schon erwähnt, dass ich, wohlgemerkt der Länge nach, stattliche 1,89 Meter messe?! Zu den Phänomenen, die am stärksten verdrängt werden, gehören das Ende der Liebe, Krankheiten und Tod. Solange ich denke, bin ich, heißt die äußerst banale Regel, wobei ich als Inhaber des großen Latinums selbstverständlich auch mit dem Originalzitat «Cogito, ergo sum» aufwarten könnte. Aus Gründen tiefster Bescheidenheit möchte ich darauf aber verzichten.

Der philosophische Merksatz funktioniert übrigens auch andersherum: «Erst da ich sterbe, spüre ich, dass ich bin» – sagt Claudio, der Held aus Hugo von Hofmannsthals Versdrama *Der Tor und der Tod*. Tatsächlich vertrauen wir alle auf einen schier unendlichen Zustand der Gesundheit und sind dann ganz erschrocken, wenn sich der Körper mit einer Krankheit, einer Malaise meldet, die allzu deutlich macht, wie endlich dieser Zustand tatsächlich ist. Und wie wenig er ausschließlich mit dem Alter zusammenhängt.

Mein Umgang mit Beschwerden aller Art ist ein besonderer und vielleicht gerade deshalb auch völlig normaler: Ich habe einfach keine Beschwerden! Und wenn doch, dann mache ich mir möglichst lange nichts daraus. Eine Methode, die in meinem Fall bis heute recht erfolgreich war. Gut, ich bin nicht gerade ein Musterbeispiel für kerngesundes Leben, mein Herz könnte sicher mit weniger Pumparbeit auch ganz gut auskommen, und körperliche Anstrengungen stecke ich nicht mit links weg – aber zum Leben reicht's. Außerdem bin ich in der glücklichen Lage, Glück gehabt zu haben. Keine schrecklichen Unglücksfälle, keine schlimmen Verletzungen, keine schweren Schicksalsschläge – toi, toi, toi.

Als Eigenleistung auf diesem Weg rechne ich mir allerdings schon ein gerüttelt Maß an Selbstzufriedenheit und Ausgeglichenheit an. Man kann nämlich auch *mit* Bauch ein erfülltes Leben haben. Vielleicht sogar eher, als es all die Low-Fat-Fans und BMI-Fetischisten zu schaffen in der Lage sind. Dünn ist nicht gleich zufrieden, ebenso wenig wie dick gleich unhappy sein muss. Wir Bauchtypen sind eh anders, als die gängigen Klischees es allen einflüstern wollen. Wieso muss ein beleibter Mann automatisch essfixiert, unbeweglich, magenkrank, undiszipliniert, verzweifelt und unglücklich sein? Okay, es *kann* so sein, aber die Trefferquote dürfte ebenso hoch sein wie die bei verzweifelten, beziehungsunfähigen, leidenden, autoaggressiven, lustverweigernden Dünnen.

Spätestens an dieser heiklen Stelle wird klar, dass sich dieses Buch wahrlich nicht als Abnehm-Fibel, *Health-&-Fit*-Bestseller oder Tippgeber für Mollige versteht. Es wird es nie auf die Empfehlungsliste der Bundeszentrale für gesundheitliche Aufklärung schaffen; es wird nicht den Großen Literaturpreis der Kassenärztlichen Vereinigung von Westfalen-Lippe bekommen; und Sie werden es, falls Sie es noch einmal als Geschenk für einen geliebten Dicken erwerben wollen, beim Buchhändler Ihres Vertrauens nicht im Ratgeber-Regal «Gesundheit und Wohlbefinden» finden.

Nein, mein weitgehend beschwerdefreies Leben bisher ist sicher nicht typisch für eine ganze Generation von Dick-und-dicker-Gewordenen. Wir passen in die Zeit, wir bringen per Bauchumfang zum Ausdruck, *dass* und *wie* es uns gut geht. Und wir wollen niemandem zu nahe treten mit dieser Einstellung – auch wenn man uns schnell zu spüren bekäme, wenn wir jemandem wirklich naheträten.

Kate Winslet zum Beispiel. Was wäre wohl passiert, wenn Leonardo di Caprio ein Dickerchen gewesen wäre in *Titanic*?

Wie hätte er sie an den Armen halten können bei der berühmten «I'm-the-King-of-the-World»-Szene – zwei Körper, die dem rauschenden Fahrtwind des dem Untergang geweihten Schiffes trotzen? Er, hinter ihr stehend, dicht an sie gepresst, gibt ihr Halt – mit einer spürbar nach vorne gedrückten Fettkugel? Unvorstellbar. Das junge Glück, es wäre von Anfang an durch mindestens zwölf Kilo Körpermasse zu viel zum Scheitern verurteilt gewesen. Die Katastrophe vor der Katastrophe.

Was lernen wir daraus? Manchmal geht Bauch gar nicht. Zum Beispiel im Kino. Auch wenn Kate Winslet, großer Hollywood-Star und Oscar-Preisträgerin, in einem Interview neulich sagte: «Ich esse, wonach mir ist.» Sie sei gerne Hausfrau, liebe Essen und hasse Sport. Und sie würde deshalb ab sofort auch darauf verzichten, sich vor glamourösen Prunkveranstaltungen wie etwa der Oscar-Verleihung einige Pfunde abzuhungern: «Ich habe entschieden, dass ich aussehe, wie ich aussehe, und genieße es. Basta!» Das ist doch mal ein Wort. Auch aus medizinischer Sicht. Wobei ich ihr ganz hoch anrechne, dass sie auf die Frage nach ihren ganz persönlichen Heldinnen nicht irgendwelche Beaus und Beautys aus den Bergen von Los Angeles nennt, sondern die in Ehren ergrauten Schauspielerinnen Helen Mirren und Susan Sarandon. Das hatte wirklich Klasse.

Meine These lautet: Mindestens genau so wichtig wie der Body-Mass-Index ist der Wohlfühlfaktor. Aber wie berechnet sich *der* eigentlich? Zahl der Kinder mal Kontostand, minus verbleibende Restarbeitszeit in Monaten geteilt durch die Summe aus Urlaubstagen und Entfernung zu den Schwiegereltern in ganzen Kilometern? Oder ist es das mathematische Produkt aus Anzahl der abgehakten Vorsorgeuntersuchungen, Summe aller eingenommenen Medikamente und prognostizierter Lebenserwartung nach der Riester-Tabelle? Und vor allem: Ist der Wohlfühlfaktor ein wirklich objektiv messbares Kriterium oder doch eher ein subjektiv erlebtes Phänomen?

Keine Ahnung. Aber vielleicht kommen wir der Sache auf die Spur, wenn wir eine kleine, halbwissenschaftliche Alltagsstudie vornehmen. An mir. Stellen wir uns der Frage: Wo genau kommt mir mein Bauch in die Quere, wenn es rein ums Wohlfühlen geht?

AUFSTEHEN

Es gibt nicht «das» Aufstehen schlechthin. Ich kann mich von Tag zu Tag anders fühlen. Manchmal gut gelaunt, manchmal noch besser drauf und nur selten schlechter. Wie kommt es zu diesen seltenen Momenten? Ich darf es vorab verraten: Es liegt am Bauch. Ich wache an diesen Tagen auf, drehe mich zur Seite ... und spüre ihn. Dieses Gefühl «Hey, da ist etwas, was da nicht sein müsste!» verfolgt einen jetzt den ganzen Tag. Du kletterst in den Slip, bleibst beim Einfädeln mit der rechten Zehenspitze hängen, kommst mangels Ausfedern des Gleichgewichts und kraft Masse in deiner Körpermitte ins Trudeln und stolperst ziel- und hilflos auf einem Bein quer durchs Schlafzimmer. Sieht anders aus als *Schwanensee* im Bolschoi-Theater, dauert aber in etwa genau so lange. Und fürs Strümpfeanziehen setze ich mich gerne, um eine Wiederholung des gerade geschilderten Erlebnisses zu verhindern. Das alles macht keine gute Laune.

AB INS BAD

Der Bauch drückt beim Zähneputzen gegen das Waschbecken. Erkenntnis: Bei der nächsten Wohnung werden die Dinger tiefer montiert! Dann tropft die aufschäumende Zahnpasta von der Zahnbürste erst auf die Brusthaare, danach in den, ja, in den Bauchnabel. Auch den soll die Hebamme bei der nächsten Wiedergeburt gefälligst tiefer montieren!

VOR DEM KLEIDERSCHRANK

Alles, was ich brauche, liegt obenauf. Ich trage bekanntlich immer die gleichen, ja sogar dieselben Teile. Auch das Anziehen der Oberwäsche trägt also zum Wohlfühlen nur bedingt bei. Ich bin froh, wenn die Sachen noch passen und genügend Auswahl in Schwarz, in Black, in abgetöntem Dunkelgrau oder nachgeschwärztem Anthrazit zur Verfügung steht.

BEIM FRÜHSTÜCK

Richtig wären jetzt ein Apfel, eine Schnitte Vollkornbrot mit Hüttenkäse, eine halbe Tomate, ein Schluck Milch, möglichst kein Müsli oder Orangensaft, denn die haben Kalorien bis zum Abwinken … ja, ja, ich weiß schon. Aber habe ich darauf Lust? Nein. Alles in mir brüllt: Her mit dem Kaffee! Wo habt ihr die Butter versteckt? Kann ich mal die Cornflakes haben? Habt ihr die schon mal mit frisch aufgeschnittenen Bananenscheiben probiert? Lecker! Ist noch was von der Erdbeermarmelade da?

Aber ich sage nichts. Denn ich würde verraten, dass auch dieser Tag nicht unter dem großen Motto steht: «Kinder, seid lieb – Papa nimmt heute den ersten Tag ab!» Also lieber abwarten, bis alle aus dem Haus sind, und dann vielleicht noch ein kleines, hauchdünnes Brot mit Schinken … oder zwei?

BEI DER ARBEIT

Wann haben wir eigentlich diesen geschwungenen Schreibtisch für mich erstanden? Seine Platte zieht sich wie absichtlich vor meinem Bauch zurück in einen eleganten konkaven Bogen, der meine Körpersilhouette parallel nachzeichnet. Das hat den Vorteil, dass ich wirklich dicht an meine Produktionsmittel heranreiche: die Tastatur des PCs ist auf Du und Du mit meinem Bauchnabel, der Ausschaltknopf (ganz wichtig!) am Monitor ist perfekt erreichbar, die Schreibutensilien sind allesamt in Griffweite. Der Nachteil: Diese bogenförmige Aussparung der Schreibplatte manifestiert auf hölzern-markante Art meine körperliche Beschaffenheit für immer und ewig. Sie lässt sich nach Feierabend nicht wegräumen, bleibt selbst dann noch präsent, wenn sich der dazugehörige, auf Passform entwickelte Bauch schon längst entfernt hat. Ein Mahnmal meines Außen-Ichs sozusagen, ein Monument der Schande. Ich habe es auch noch nie erlebt, dass irgendjemand neugierig gefragt hätte: «Und wer sitzt hier?» – die Antwort brüllt der verräterische Bogen seit Jahrzehnten hinaus in alle Welt. Trotzdem fühle ich mich an diesem Schreibtisch immer pudelwohl. Zu oft und zu lange, meint meine Frau.

DRAUSSEN

Ich bin nicht oft draußen. Der Weg zur Garage ist kurz, das Fahrrad rostet im Ständer vor sich hin, das Kopfsteinpflaster der Hofeinfahrt lässt einen gerne stolpern, und außerdem kenne ich die nähere Umgebung schon bestens. Also, was soll ich da? Außerdem: Dass die Sonne scheint, sieht man auch im Arbeitszimmer sehr gut. Wieso also rausgehen? Wegen der frischen Luft? Pah, wir wohnen auf dem Lande im bayerischen Voralpenland, da machst du die Fenster auf, und der Sauerstoffschock prügelt dich geradezu zurück gegen die Wand. Dazu freier Blick auf die Berge, den malerischen See – ein wahrlich gesunder Ausblick. Und drum fühle ich mich auch gesund, ohne Bewegung und Auslauf. Und Appetit bekommt man ja auch bei offenem Fenster ...

Ich glaube, es war das Ruhrpott-Drama *Jede Menge Kohle* von Adolf Winkelmann, in dem einer der Protagonisten aus vollster Überzeugung lospolterte: «Appetit? Appetit kenn ich nich' – entweder ich hab Hunger, oder mir is' schlecht.» Das trifft den Kern der Sache. Bauchträger tragen ihr Bekenntnis nicht aus Zufall oder Versehen vor sich her. Sie haben ihn sich angefuttert, den Bauch. Von wegen Drüsen oder schlechter Futterverwerter – nein, ein Bauch ist in der Regel hart erarbeitet.

Kann gut sein, dass sich Ernährungsphysiologen, praktische Ärzte und Ökotrophologen unter der Leserschaft jetzt entsetzt den Zeigefinger heben wegen so viel Ignoranz und Sturheit. Aber die Wahrheit muss raus: Wir Bauchträger sind oft einfach gestrickt. Raffiniert werden wir erst, wenn es um Ausreden und die Legendenbildung darüber geht, dass wir unmöglich abnehmen können. Jedenfalls nicht hier und nicht heute. Daran ändert auch, wie in meinem Fall, die zwangsläufig zunehmende Weisheit im Alter wenig.

Alter macht empfindlich, Alter macht weniger belastbar, Alter macht krank. Wer Glück hat, wird nur empfindlich oder wenig belastbar, wer Pech hat, wird krank. Der naive Glaube, dieses dritte Stadium durch Fitness und Eigensinn bekämpfen zu können, erweist sich häufig als falsch, und doch ist jeder, den es trifft, überrascht wie der erste Mensch. Der Philosoph Hans-Georg Gadamer nennt diesen Zustand der Verdrängung die «Verborgenheit der Gesundheit» und weiß, dass wir so selbstverständlich gesund sind, wie wir zufrieden sind.

Ich funktioniere wie jeder andere Blödmann auch: in dem Glauben, dass Krankheiten, aber auch Unfälle an mir vorbeischauen, mich nicht wahrnehmen, mich überspringen. Wehe, wenn nicht. Darauf bin ich nicht vorbereitet.

Ein guter Freund von mir – nennen wir ihn Lukas – macht Filme. Er ist zufrieden, leidlich erfolgreich, verheiratet mit einer Frau, die er liebt. Er ist etwa so alt wie ich, etwas weniger beleibt, lebt genauso ungesund. Wie auch nicht: zwischen Recherchieren, Drehbuchschreiben, Finanziers und Abnehmer suchen, Teams zusammenstellen, Drehen, Schneiden, immer auf Achse, immer auf der Suche nach dem nächsten Projekt, immer in Sorge vor einem Scheitern des gerade laufenden.

Vor ein paar Monaten bekam Lukas Brustschmerzen, Atemnot, Angstzustände, Panikattacken – klassische Anzeichen für einen Herzinfarkt. Es war «nur» ein kleiner, kein lebensbedrohlicher, ein «Warnschuss». Lukas ist zu Tode erschrocken. «Da lebt man und denkt sich nichts», hat er am Telefon zu mir gesagt, «man isst und trinkt und schläft ab und an mit seiner Frau, man zählt sein Geld und seine Weinflaschen», und dann peng.

Lukas hatte große Pläne: mehr Sport, weniger Stress, mehr Spaß, weniger Arbeit – die ganz große Lebensumstellung. Neulich haben wir telefoniert, aber nur kurz. Er hatte es eilig, musste zum Dreh, sprach mit vollem Mund, weil er zu spät war und irgendetwas in sich hineinschlang …

Und ich? Fühle mich gesund und habe vor, es auch zu bleiben. Aber was heißt das schon? Und vor allem, was soll ich auch tun? Rein prophylaktisch mein Leben ändern? Ich, der Oberverdränger? Werner Bartens, Redakteur der *Süddeutschen Zeitung*, schrieb neulich in seiner Kolumne «Medizin und

Wahnsinn», der Gadamer'sche Zustand der «verborgenen Gesundheit» werde von Ärzten gern auch als «Schweigen der Organe» bezeichnet. Und merkte an, es wäre ganz gut, wenn sich das eine oder andere Organ ab und zu melden würde, denn die meisten Menschen «hätten gar keine Ahnung, was sie körperlich mit sich herumschleppen». Wie sagt da der Bayer? «I kann's derwart'n.» Und ich könnte Geschichten erzählen von all jenen, die täglich joggen, mit Fitness fit bleiben wollen und bei der Ernährung jede Kalorie mit Vornamen kennen. Trotzdem, eines Tages werden auch sie sterben, also, was nützt es ihnen? – Um ehrlich zu sein: viel. Denn die meisten von ihnen sind wirklich fit. Und gesund. Und gut drauf. Und was heißt das für mich? Genau: nix.

Gehen wir es mal systematisch an. Der Zusammenhang zwischen Köpergewicht und Gesundheit ist grundsätzlich nicht bewiesen. Nur weil ich viel sitze und wenig renne, muss mein Leben nicht ungesund sein. Immerhin denke ich positiv, obwohl an meinem Badezimmerspiegel kein Motivationszettel für den Schock am Morgen hängt, auf dem steht: Sei nett zu dem Dings, das du da siehst! Zumal ich ja auch kein hässlicher Fettkloß bin, sondern lediglich ein Mann, der sich die Freiheit nimmt, im vorgerückten Alter ein wenig aus dem Leim gegangen zu sein.

Positiv zu denken gilt gemeinhin als Wunderwaffe. Lebenskünstler halten sich an diese Regel, Manager-Coaches, Esoteriker und – nach Auskunft meiner Frau – alle Frauen über 50, weil ihnen sonst nichts bleibe. Bevor jetzt Gelächter von der falschen Seite aufbrandet, widmen wir uns dem entwicklungsgeschichtlichen Prototypen für uns Männer – dem Neandertaler. Gut möglich, dass unsere Vorfahren zwischen

zwei Erfolgserlebnissen auf der Jagd tagelang ohne Essen auskommen mussten und daher der Körper der ersten Menschen
auf Verzicht ausgelegt war.

Aber muss das für den modernen Menschen auch gelten?
Schließlich kannten die Neandertaler keine *Linguine al forno*
mit einem schönen Chianti, und darauf hätten auch sie nicht
verzichtet. Es gibt keinen zwingenden Grund, warum der
moderne Mensch ausgemergelt und ewig hungrig sein muss.
Heute sprechen Ärzte, wenn sie vom Idealgewicht reden,
eher von meinem. Alle anderen Ärzte halte ich übrigens für
Neandertaler.

Und so bin ich wild entschlossen, die nächsten 0,59 Jahre
so weiterzuleben, wie ich es immer getan habe. Ungesund,
aber glücklich. Wenn mein Hausarzt es zulässt. Da er dies
aber garantiert nicht tun würde, habe ich keinen Hausarzt.

Vielleicht ja auch deshalb nicht, weil ich mich nicht krank
reden lassen will. Denn Ärzte haben die Eigenschaft, bestän-
dig von Vorsorge und Check-ups und Risiken zu reden. Ihre
Sätze beginnen mit «In Ihrem Alter ...» oder «Jedes Jahr müssen Sie ...» und «In Ihrem körperlichen Zustand ...». Solche
Sätze will ich weder auf Rezept noch gegen Geld hören, dafür
habe ich meine Frau. Die duzt mich immerhin, wenn sie mir
den baldigen Tod voraussagt, da klingt das Schlimmste gleich
vertrauter.

«Schatz, in deinem Alter müsstest du regelmäßig zum
Proktologen gehen und deine Prostata checken lassen», sagt
sie gern. Und auch: «Liebling, in deinem körperlichen Zustand ist die Wahrscheinlichkeit von Herzinfarkten oder
Schlaganfällen stark erhöht. Du musst endlich was für dich
tun.»

Erstens kann ich es nicht leiden, wenn mir einer seinen Finger in den Po steckt, zweitens habe ich keine Auffälligkeit, welche die spitze Formulierung «in deinem körperlichen Zustand» rechtfertigen würde, und drittens finde ich, ich muss gar nichts. Ich fühle mich jung für mein Alter – und, wie gesagt, gesund. Ein wenig unbeweglich vielleicht, aber welcher knapp 60-Jährige kann noch aus dem Stand seine Zehen berühren? Fit habe ich mich noch nie gefühlt, aber ich habe mich auch noch nie wie Brad Pitt oder George Clooney gefühlt, und an all das kann man sich gewöhnen.

Hätte ich einen Arzt, müsste ich mich mit den A-Wörtern herumschlagen: Abnehmen, Aufhören und – das schlimmste von allen – Adipositas, starkes Übergewicht. Adipositas ist das neue Lieblingswort einer verfettenden, aber selbstkritischen Gesellschaft, die, wo sie geht und steht oder, besser, wo sie liegt und sitzt, Fettleibigkeit sieht und davor warnt. Die Programme auflegt und ganze Krankenhausstationen für Leute reserviert, die aufgrund ihres Gewichts von Menschen zu Patienten werden.

Das Augenmerk der Gesundheitspolitiker liegt derzeit vor allem auf Kindern, denn da ist mit Ernährungserziehung noch etwas zu retten. In immer mehr Schulen wird geschnitten und geraspelt, geschält und gekocht, damit auch Kids, die mit TV-Dinner und Dosenfraß aufwachsen, lernen, wie eine echte Möhre aussieht. Und dass sie sogar schmeckt, wenn sie nicht mit Schokolade überzogen wird. Jamie Oliver und Sarah Wiener machen's vor.

Paradoxerweise spaltet sich die Welt der Kinder in drei Gruppen: in die, die zu wenig zu essen haben; in die, die von ihren Eltern morgens mit einem *Snickers*, aber ohne Apfel in die Schule geschickt werden und wo mittags und abends jeder sehen muss, ob er sich irgendwo einen Burger organisiert; und in jene, die von ihren besorgten Erzeugern mit Vollkornkost und zuckerfreiem Früchtetee ausgestattet werden. Meine Kinder würden gern zur zweiten Gruppe gehören, werden aber von meiner Frau angehalten, jeden Morgen frischen Saft zu trinken, jeden Tag einen Obstteller zu essen und Süßigkeiten nur unter Aufsicht und abgezählt zu verzehren. Bei mir hat meine Frau die Erziehungsversuche aufgegeben. Schon bevor sie wusste, dass es nur noch 0,59 gemeinsame Jahre sein werden.

Die vormalige Bundesverbraucherschutzministerin Renate Künast hat, kaum kam sie ins Amt, erst mal eine Kampagne gegen fette Kinder gestartet, weil deren Zahl in Deutschland drastisch zunehme. 15 Prozent aller Kinder sind dick, mehr als sechs Prozent richtiggehend fett. Und sogar die Hälfte aller Erwachsenen ist übergewichtig. Die Weltgesundheitsorganisation WHO spricht von einer Epidemie. Auf gut Deutsch: Hilfe, ich habe eine Seuche!

Künast begründete ihre Kampagne damals damit, dass neben sozialer Exklusion vor allem spätere Gesundheitsschäden mit früher Fettleibigkeit einhergingen und dass zum Beispiel der sogenannte Altersdiabetes eigentlich ein Jugenddiabetes sei, weil er im jugendlichen Alter erworben würde. Was für ein Glück, dass ich als Kind dünn war. Meine Risiken sind also zumindest reduziert. Seit ich das weiß, fühle ich mich schon wieder ein bisschen besser. Und schlanker.

Ich könnte allerdings einen Midlife-Diabetes kriegen, also eine Fehlernährungs-Zuckerkrankheit, die bei schleichend dicker werdenden Männern ab 30 einsetzt. Allerdings habe ich irgendwann beschlossen, dass ich keine *Midlife-Crisis* habe. Nie hatte. Nie haben werde. Die *Midlife-Crisis* ist was für Männer mit späten Selbstfindungsproblemen. Ich persönlich finde mich leicht und überall; es gibt so viel von mir, dass ich mich nicht übersehen kann, wobei ich vor allem das suche, was ich an mir mag. Und die Fehler, die ich nicht finde, findet meine Frau.

Die Gesellschaft für Adipositas hat einen großartigen Leitfaden herausgegeben. Darin heißt es, starkes Übergewicht sei eine chronische Krankheit mit eingeschränkter Lebensqualität und hohem Morbiditäts- sowie Mortalitätsrisiko, die eine langfristige Betreuung erfordert. Nun ja, langfristig betreut werde ich durch ... meine Frau.

Nach der Definition der Ärzte beginnt Übergewicht bei einem Body-Mass-Index über 25, danach kommen die Stufen Präadipositas und Adipositas in den Graden I bis III. Bei einem Taillenumfang von mehr als 88 Zentimetern bei Frauen und mehr als 102 bei Männern liege eine abdominale Adipositas vor. Abdomen ist ein schickeres Wort für Bauch. Ich hätte dieses Buch also auch «Ein Mann – ein Abdomen» nennen können. Aber, ich kann mir nicht helfen, irgendwie klingt das nicht rational-wissenschaftlich, sondern wie eine eklige Krankheit. Charlotte Roche hat ja ihren Bestseller 2008 auch nicht «Die Analfissur» genannt, sondern locker vom Hocker «Feuchtgebiete».

Ich habe also mittlerweile meinen Bauchumfang gemessen, und nein, ich verrate ihn nicht. Nur so viel: Mit der Zahl 102 komme ich hier nicht weit. Und nein, ich liege nicht darunter. Die Folge: erhöhtes Risiko für metabolische und kardiovaskuläre Komplikationen, also für den Stoffwechsel und das Herz. Die Liste der möglichen Krankheiten und Folge-schäden, die Ärzte einem überreichen, während sie schon im Geiste die schönen Rechnungen diktieren, in denen immer der Begriff «erhöhter Aufwand» erscheint, auch wenn man nur drei Minuten mit ihrer Sprechstundenhilfe wegen eines Termins telefoniert hat, diese Liste also ist lang.

Ich habe die Liste einmal von A bis Z gelesen, weil man sich ja ab und an mal gruseln will. Aber wie das schon die Brüder Grimm erzählten, als sie die Geschichte aufschrieben von einem, der auszog, das Gruseln zu lernen, gelang mir das nicht so recht. Wie dem jungen Mann aus dem Märchen, der immer wieder ruft: «Ach, wenn mir doch gruselte, ach, wenn mir doch gruselte!», fehlt auch mir offenbar die notwendige Phantasie. Nur wer sich vorstellen mag, was alles passieren kann, der fürchtet sich. Ich aber mag nicht. Das könnte ein Fehler sein. Mein Hausarzt, wenn ich denn einen hätte, würde jetzt wahrscheinlich sagen: «Sie werden es wissen, dass Sie mehr für Ihre Gesundheit hätten tun sollen, wenn es zu spät ist.» Gut, dass ich keinen habe. Außerdem, meint meine Frau, gelangt das Märchen von einem, der auszog, das Gruseln zu lernen, bei mir immer in einer anderen Inszenierung zur Auf-führung: das Märchen von einem, der sich auszog, um ande-ren das Gruseln zu lehren.

Aber zurück zur Horrorliste, die Adipositas so mit sich bringt: Störung des Kohlehydratstoffwechsels, Gicht, Blut-gerinnungsprobleme, Schlaganfall, Herzinsuffizienz, Tu-more an der Prostata, der Galle, der Leber, der Niere, Hor-monstörungen, Zeugungsprobleme, Fettleber, erhöhter Blutdruck, Atemnot, Gallensteine, Arthrose. Und dazu noch die alltäglichen Kleinigkeiten wie erhöhtes Operationsrisiko, verminderte Lebensqualität, erhöhtes Unfallrisiko, erhöhte Depressivität und Ängstlichkeit, soziale Diskriminierung, Selbstwertminderung, soziale Isolation. Noch was vergessen? Bestimmt. Nach Lesen dieser Liste erscheinen mir die vorausgesagten verbleibenden 0,59 Jahre doch recht optimistisch.

Auch die Adipositas-Spezialisten reden gern von einer reduzierten Lebenserwartung, was mich kaum noch wundert, aber sie haben auch Tröstliches zu sagen: «Die Wirkung der Adipositas auf die Mortalität hat sich in den letzten 30 Jahren verringert. Und: Mit höherem Lebensalter schwächt sich das Risiko eines frühen Todes ab.» Ich persönlich würde dazu gerne anmerken, dass das in der Natur der Sache liegt: Wer länger lebt, ist später tot.

Aber wahrscheinlich würde mir ein wenig Demut besser stehen als Hochmut, wo ich doch dazu beitrage, dass sich die Kosten für die Allgemeinheit im Kampf gegen das Übergewicht alternder Männer im Besonderen und gegen das Übergewicht der Deutschen im Allgemeinen mittlerweile auf fünf Milliarden Euro im Jahr summieren.

Ich habe natürlich auch die «Therapievoraussetzungen» studiert, welche die Adipositas-Gesellschaft ihren Sorgenkindern mit auf den Weg gibt: «Eine erfolgreiche Therapie setzt eine ausreichende Motivation und Kooperationsfähigkeit des Patienten voraus. Empowerment und Eigenverantwortung sind der Schlüssel für ein langfristig erfolgreiches Gewichtsmanagement.»

Empowerment? Eigenverantwortung? Alles vorhanden. Wenn meine Frau zu mir sagt: «Schatz, ich bin die nächsten Tage auf Dienstreise, kannst du dich um die Kinder kümmern?», dann empowere ich mich ungeheuer, wir gehen

Pizza essen und kochen Nudeln, wir machen es uns vor dem Fernseher mit Chips gemütlich, ich gehe täglich einmal einkaufen und sorge für Nachschub in unserem mutterlosen Haushalt, trage durch dieses unvergleichliche Engagement zu einer fruchtbaren Vater-Kind-Beziehung bei und beweise ganz souverän meine gelebte Eigenverantwortung als erfolgreicher Autor, Hausmann, Vater und Gatte einer abwesenden Karrierefrau, der den Laden souverän schmeißt. Noch Fragen? Oder gar Klagen?

Wenn meine Frau dann heimkommt, schaut sie gern in die Speisekammer und den Kühlschrank. Dann folgt – nach einer kurzen, leicht verlogenen, aber als weibliches Empowerment für die Zukunft gemeinten Phase des Lobes («Danke, dass du hier alles so toll gemanagt hast») – die Standpauke. Sie geht etwa so: «Ich weiß gar nicht, warum du immer so viele Erdnüsse und Chips kaufen musst. Die machen fett und sind ungesund. Und außerdem, sei mir nicht böse, finde ich es einfach falsch, die Billigsalami zu kaufen, die sicher zu einem Großteil aus Fett und Knorpel von unglücklichen Rindern besteht. Und Weißbrot ist einfach das Letzte. Warum kaufst du kein Vollkornbrot?»

So geht das eine Weile weiter, während die Vorräte seziert werden. Ich merke dann gelegentlich leise und bescheiden an, dass ich die Süßigkeiten für die Kinder gekauft hätte und diese spezielle Salami allen am besten schmecke, dass ab und zu ein wenig Weißbrot noch niemandem geschadet habe, dass ich außerdem neben meinem Job auch noch die Schulaufgaben betreut, die Kinder hin und her gefahren und das Auto in die Inspektion gebracht habe und echt keine Zeit hatte, mir nun auch noch große Gedanken über die Bionahrung für die

Kleinen zu machen – und hoffe, für eine Sekunde zumindest, auf so etwas wie Einsicht. Rücksichtnahme. Dankbarkeit vielleicht. Stattdessen: «Komisch, dass Männer sich in solchen Lebenslagen immer überlastet fühlen, während Frauen solche Wochen klaglos und problemlos schmeißen.»

Und schon habe ich sie wieder am Hals, die Debatte über die überfällige Emanzipation der Männer. Und über die zwei leeren Tüten Schoko-Bonbons, die meine Liebste dann aus dem Papierkorb im Arbeitszimmer fischt, auch. Schweigend und triumphierend trägt sie die Packungsreste wie eine Monstranz vor sich her zum Mülleimer, geht dann zum Telefon und sagt ihre nächste Dienstreise ab. Was sie denkt, ist im ganzen Haus zu hören. «Wenn man nicht alles selber macht ...» Schade eigentlich, dass sie nicht selber für mich abnehmen kann.

Nun könnte ich es mir natürlich leicht machen. Leicht hieße: Bevor ich mich in die Hände der Medizin begebe, werde ich die Forschungsergebnisse der Medizin nutzen. Da wären zum Beispiel: Diätpillen, von klugen Pharmazeuten erdacht, um willigen, aber schwachen Menschen das Leben zu erleichtern. Leider lese ich in der Fachpresse das Gegenteil: Schlankmacher verkürzen das Leben. Christina Berndt, Medizin-Journalistin, formuliert das für meine sensiblen Nerven etwas zu forsch: «Wenn Menschen Schlankmacher schlucken, verschwindet manchmal der ganze Körper – unter der Erde.» Herzrasen, Unruhe, Schweißausbrüche, hoher Blutdruck – alles für Geld zu haben. Neulich hat eine Hausfrau aus Konstanz sich mit Diätpillen zu verschlanken versucht und in einem Abnehmforum im Netz geklagt, ihr ginge es dabei nicht gut. «Halte durch, der Erfolg ist klasse», antworteten die Fans, die «Abnehmen ohne Hunger und Sport» favorisieren. Ohne Hunger und Sport will ich auch abnehmen, aber das Schicksal der Hausfrau hat mir zu denken gegeben. Sie war nach kurzer Zeit tot.

In den Dingern ist Ephedrin, das abhängig macht, außerdem finden sich hohe Dosen Koffein. Daneben Sibutramin, das nur unter ärztlicher Kontrolle genommen werden darf, sowie Amphetamine und Wachstumshormone. Aus Russland kommt Dinitrophenol, das die Fettverbrennung fördert. Das Zeug hungert den Körper aus, deshalb heizt er sich quasi von innen auf und ruiniert die Organe.

Bei einem Prozess wegen russischer Diätpillen stand vor zwei Jahren ein Mädchen vor Gericht, das seiner Freundin diese Killerpillen besorgt hatte. Das Opfer hatte bei seinem Tod eine Körpertemperatur von 41 Grad, sie habe «von innen gekocht», hat der Gutachter gesagt. Stephen King liest sich wie eine Gutenachtgeschichte gegen solche Horrormeldungen. Aufgeschnappt habe ich übrigens auch, dass der Pharmakonzern Aventis eine Diätpille mit dem Wirkstoff Rimonabant vom Markt nehmen musste, weil sie schwere Depressionen und Selbstmorde auslöste. Das zumindest kann ich mir sparen. Ich bin ja in 0,59 Jahren eh tot.

Also, die Medizin wird mir da nicht helfen können. Außer vielleicht doch mit einer kleinen OP? Wir hatten das Thema Magenverkleinerung ja im Kapitel «Style & Shopping» eigentlich abschließend behandelt – und zwar negativ. Aber jetzt, nach dem Scheitern aller anderen Methoden, muss ich aus Gründen der Vollständigkeit noch einmal auf die neusten Techniken der modernen Medizinmagie zu sprechen kommen: Wie lassen wir liebgewordene Pfunde vor den Augen einer staunenden Umgebung verschwinden?

Hier die Hilfsmittel: der Magenballon, das Magenband, die Halbierung. Alles dies verkleinert den Magen, mindert mithin dessen Aufnahmefähigkeit und beschleunigt das Gefühl der Sättigung. Nun gut, das Band, das den Umfang minimiert, kann rutschen oder sich verschieben, es kann zu häufigem Erbrechen führen – und ist auch kein Garant für schnelles Abnehmen. Und der Ballon, der über die Speiseröhre eingeführt und im Magen aufgeblasen wird, kann wandern oder platzen, zu einem Verschluss führen – und nicht den gewünschten Abnehmerfolg mit sich bringen. Der Magen-Bypass, bei dem qua OP der verkleinerte Magen direkt an den Dünndarm angeschlossen wird, birgt ein hohes Risiko durch Infektionen, Darm- und Gallenblasenprobleme sowie einen «tödlichen Schockzustand», der vor allem ältere Menschen ereilt.

Diego Maradona, der auf seine alten Tagen zu wenig trainierte und daher ein wenig zu fett geworden war, hat sich den Magen chirurgisch verkleinern lassen. Schnipp, weg. Leider zeigen Studien aus den USA, dass fünf Prozent der Männer und drei Prozent der Frauen mittleren Alters während oder innerhalb eines Jahres nach der Operation das Zeitliche segnen.

Nun habe ich noch nie verstanden, warum sich Menschen operieren lassen, wenn sie nicht unbedingt müssen, und eines ist klar: Ich! Muss! Nicht! Nicht einmal meine Frau würde sagen, ich solle eine Magenverkleinerung wagen, wo doch dieser Schritt ein Risiko enthält. Obwohl ... Vielleicht fände sie, der schlanke George wäre das Risiko wert? Ist mir wurscht. Ich bin ein emanzipierter Mann, ich fälle meine eigenen Entscheidungen. Und eine davon heißt: nein zur Magenverkleinerung. Nicht etwa, weil ich ein ängstlicher Mensch bin. Aber wer will schon, dass sich das Sättigungsgefühl beim Essen schneller einstellt?

Kommentar der Ehefrau

Verdrängung, dein Name ist Mann. Der Lebenszeitrechner rechnet ihm vor, dass er – ginge es nach seinen persönlichen Lebensdaten, seinen Vorlieben und Abneigungen, seinen schlechten Gewohnheiten und negativen Einstellungen, hochgerechnet auf den statistischen Durchschnitt – bald schon tot wäre. Das muss man nicht wörtlich nehmen, aber es könnte einem zu denken geben: Schließlich bedeutet dieser statistische Durchschnitt, von Medizinern festgestellt, dass die hockende, Nahrung in sich hineinschaufelnde, bewegungsarme Lebensweise meines Göttergatten mit großer Wahrscheinlichkeit zu einem schnellen Ende führt. Aber genauso, wie Männer nicht über Beziehungsprobleme reden, es sei denn, es geht um die Fahrweise der Ehefrau im Straßenverkehr, so reden sie auch nicht über Gesundheitsprobleme. Bis sie krank sind. Dann reden sie von nichts anderem mehr.

Mein Göttergatte also nimmt das ganze Medizinergeschwätz nicht ernst, das die Folgen von Übergewicht und Phlegma beschreibt, genauso, wie er nie zum Arzt geht. Warum auch, die verbreiten ja nur schlechte Nachrichten, mit denen man sich auseinandersetzen müsste. Zum Beispiel jene, dass fettes Essen zu Herzverfettung führt, und das zu Herzproblemen, und das zu einem Herzinfarkt. Oder so. Ihm ist das egal, Straußenkopf im Sand, *hasta la vista, alles happy around, don't worry, be dicky.*

Und wer pflegt ihn dann später, wenn er nach einem Herzinfarkt oder wahlweise Schlaganfall im Rollstuhl sitzt? Wer füttert ihn, wenn er eine Gesichtslähmung infolge des Infarkts hat und nicht mehr allein essen kann? Wer hält ihm seine Schnabeltasse? Wer verzichtet auf ein fröhliches Alter im Tessin oder auf Mallorca, in der Oper oder in der Universität, weil der Herr Gatte jahrzehntelang so rücksichtslos war, sich nicht um seine Gesundheit zu kümmern? Die Ehefrau. Das ist gewiss.

Was Männer aber auch verdrängen, ist die Rache, die Frauen in solchen Fällen zu nehmen wissen. Ich erinnere nur an die wunderbare Geschichte von Roald Dahl. Er ist nur noch Hirn und Augen – ein am Leben gehaltenes Monstrum nach dem Krebstod –, er starrt sie hasserfüllt an, sie pafft ihm den Rauch einer Zigarette direkt ins Gesicht. Zug um Zug, und ach Gott, würde er sie gern erwürgen. Wenn er nur einen funktionierenden Körper hätte.

Wenn mein Göttergatte an den Folgen seines Lebenswandels erkrankt, weil er Mediziner für Scharlatane und Adipositas für eine Erfindung von Adidas hält, werde ich vor seinem Rollstuhl sitzen, vorher die Tür zur Küche zusperren und den Kühlschrank verbarrikadieren, und dann werde ich *Linguine al forno* und einen Chianti zu mir nehmen. Direkt vor ihm, Biss um Biss, Schluck um Schluck. Bevor ich ihm sein Breichen serviere.

GETÖNT, GEZUPFT, GEPOLSTERT, GESCHAFFT

Was bei Schönheitsoperationen alles unter den Tisch fällt, wie man zu den Hängenden Gärten über der Gürtelschnalle gelangt, wann Hubschrauber neben Dicken landen können, wer im Theater für totale Finsternis sorgt und womit man am Flughafen sofort Panik auslöst

Eigentlich geht der Trend genau in die richtige Richtung. In meine nämlich. Die meisten plastischen Chirurgen, die ja nicht mehr «Schönheitsoperateur» genannt werden wollen, setzen inzwischen auf eine Technik, die ich schon vor Jahren für mich entdeckt habe und seitdem erfolgreich praktiziere: die Aufpolsterung. Man habe sich, so ist zu lesen, bei Schönheits-OPs bewusst vom Schneiden und Schnippeln, vom Zusammenziehen und Raffen, vom Kaschieren und Rausnehmen unerwünschter Knochen- und Hautpartien verabschiedet. Geglättete, gewölbte und neu geformte Gesichter sind es inzwischen, von denen sich ihre Träger und Trägerinnen noch mehr Jugendlichkeit und frischere Ausstrahlung versprechen.

Falten werden also nicht mehr weggebügelt, sondern unterfüttert. Und wo einst Krähenfüße, hängende Tränensäcke oder Wangenfurchen ungeschminkt das biologische Alter verrieten, vermelden jetzt frisch eingenähte Pölsterchen, neue Gewebehügel und nachgewachsene Hautpartikel auf dezente Art: «Seht alle her, man sieht doch gar nichts!» Stimmt natürlich nicht, denn für die meisten operierten ... pardon: nachbehandelten Damen und Herren gilt wie bei edlen Automobilen, dass Neulackieren und Aufpolieren alleine noch keinen gut erhaltenen Oldtimer ausmacht. Da muss schon alles zusammenpassen. Und so manche Halsfalte sowie der eine oder andere Altersfleck auf den Händen geben eben doch Hinweise auf die Mogelpackung.

Egal, Hauptsache, das kreative Potenzial der plastischen Chirurgie bleibt am Leben. Sie scheut keinen Aufwand, um mit uns einen guten Schnitt zu machen. Jetzt also Aufpolstern anstelle des althergebrachten Liftings. Im Verein mit Botox, Collagen, Aquamid und Artecoli, Hyaluronsäure und Full-Face-Resurfacing, CO_2- oder Harmony-Lasern mit Pixelaufsatz ist diese Technik, die das traditionsreiche Handwerk der Sattler schon seit Jahrhunderten anwendet, ein probates Mittel, um nicht nur den Forever-young-Fans, sondern auch der Ärzteschaft aus depressiven Phasen zu helfen.

Ein Bekannter von mir ist genau diesen Weg gegangen. Er spendierte im Frühjahr vor drei Jahren seinem schwarzen Cabrio ein neues, sinnigerweise fleischfarbenes Stoffverdeck. Bei der Abholung des gelifteten Wagens streifte sein Blick über die aufgefrischte Außenhaut, und da hatte er urplötzlich eine, wie er meinte, geniale Idee: Wieso soll es nur meinem Auto gut gehen? Warum gönne ich mir nicht auch ein neues «Verdeck»?

Gesagt, getan. Der Mann ist diplomierter Steuerberater, sodass er sich Wochen später in zweierlei Hinsicht absetzte: fiskalisch und geographisch. Vier Wochen lang war von Lukas (ein Vorname, den ich ihm jetzt gerne aus Gründen der Diskretion verpassen möchte!) nichts mehr zu sehen und zu hören. Wie sich erst viel später herausstellte, hatte er sich in die Hände eines Spezialisten begeben, der ein Gesamtpaket gigantischen Ausmaßes für ihn geschnürt hatte: Teil-Aufpolsterung des Gesichts mit Laserbehandlung, inklusive Wellness-, Fitness-, Schroth-, Sauerstoff- und Jungbrunnen-Kur. Seit Lukas' Aufenthalt im Bayerischen Wald habe ich übrigens von der angeblichen Krise der dortigen Kurkliniken nichts mehr gehört.

Ich traf ihn per Zufall kurz nach seiner Wiederkehr. Ein Wiedersehen der eigenen Art – und ich schreibe mit voller Absicht «Wiedersehen» und nicht «Wiedererkennen». Denn davon konnte keine Rede sein bei der Begegnung in der Fußgängerzone.

«Hallo, George! Na, wie geht's?»

«Entschuldigung – kennen wir uns?»

«Ja, sehr witzig. – Mein Gott, man wird doch auch als Mann mal was machen lassen dürfen!»

«Wie meinen Sie das?»

«Jetzt hör aber auf, George! Ich bin's, der Lukas.»

«Lukas? Da kenne ich nur einen, und der ist zurzeit ... Ach komm! Wirklich?! Mensch, Lucky, was ist denn mit dir passiert?»

«Na ja, ist alles noch ein bisschen gereizt und frisch vielleicht ...»

«Wann war denn der Unfall?»

«Nee du, kein Unfall, ich hab mich lasern lassen!»

«Freiwillig?»

«Hmmmh! – Du, ich muss weiter ...»

«Klar, bist in Nachbehandlung, was?»

«Nee. Büro.»

«Ach so, ja dann. Sieht aber wirklich ... schon ... gut aus, Lucky!»

«Mmmmh! Ciao!»

Ich bin mir nicht sicher, aber ich glaube, dass Lukas sich nach diesem Treffen zwei weitere Wochen an zusätzlicher Auszeit gegönnt hat. Mir tut es heute noch leid, dass ich hinter all den geröteten Stellen, Schwellungen, frischgefärbten Augenbrauen und tiefergelegten Haaransätzen nicht den wahren Lukas gesehen habe. Aber er hatte sich auch zu gut versteckt. Und deutlich dünner war er mir auch vorgekommen. Damals. Inzwischen ist das kein Thema mehr. Lukas sieht wieder ganz normal aus. Also dick. Eben wie ein Mann in den besten Jahren, der irgendwann einmal etwas an seinem Gesicht, aber nicht an seinem Bauch hat machen lassen.

Den Startschuss für die Umsetzung ihrer Verjüngung setzen meine Bekannten meist nicht mit dem Skalpell, sondern mit der Tube. Tönen heißt die Losung. Wenn oberhalb des Oberstübchens die ersten grauen Haare auftauchen (was ja eine reine optische Täuschung ist, denn die Biologie kennt nur naturfarbene oder weiße Haare!), wird getönt, was das Zeug hält. Rotbraun. Knallschwarz. Hellblond. Bloß keine Zwischentöne, keine changierenden Farben, keine Abstufungen. Was den Vorteil mit sich bringt, dass man diese Art von Manipulation des Erscheinungsbildes wenigstens auch sofort erkennt. Ein durchgängiger Farbton von der Wurzel bis zur Spitze, und das bei jedem Haar exakt in sturer Gleichmäßigkeit – das schafft Mutter Natur nie im Leben!

Übrigens, sprechen Sie einen Mann bitte nie auf irgendwelche Beobachtungen an, die Sie in Bezug auf sein Aussehen gemacht haben! Gerade Männer, die gerne und viel tönen, sind da sehr empfindlich. Etwa der frühere Bundeskanzler Gerhard Schröder: Im politischen Geschäft tönte er bekanntlich mit durchdringend-knarzenden Sprüchen, im Privatbereich tönte er höchstwahrscheinlich eher diskret und unbeobachtet, vor allem den Haaransatz und die Koteletten. Und wer es wagte, ihm gar gefärbtes Haupthaar unterstellen zu wollen, der machte mit Schröders ebenfalls ausgesprochen haarigen Rechtsbeiständen Bekanntschaft. Der Kanzler kämpfte sozusagen auf höchstem Niveau um seine Ehre.

Tönen gehört mittlerweile zum guten Ton. So wie zu einem guten Körper vielleicht auch schon Botox gehört. Oder es sanft weggeschnippelte Krähenfüße rund um die Augen tun. Oder ein gestrafftes Ohrläppchen mit minimaler Nasenkorrektur. Und ein leicht ausmodelliertes Grübchen im Kinn. Auch bei uns Männern. Wobei ich nicht beurteilen kann, wer genau was machen ließ. Ich sehe so etwas nicht.

Was ich sofort sehe, ist: wer sich hat Fett hat absaugen lassen. Da fehlt dann irgendwie immer etwas. Schlimm wird es vor allem bei diesen Minus-Typen, die von einem Tag auf den anderen ausgemergelt und verhärmt auf einen zuwanken. Gestern noch als bauchumringter Wohlstandsvogel unterwegs, heute halb verhungert wirkender Aasgeier mit blankliegendem Knochenbau. Haben die beim Absaugen Leber und Niere auch gleich mit entsorgt? – Tut mir leid, aber all diese Methoden kommen für mich nicht infrage. Ich stamme noch aus der Generation, für die das Glaubensbekenntnis lautete: «An meine Haut lasse ich nur Wasser und CD.» Wobei man der nachwachsenden Generation sicher erklären muss, dass es sich bei dieser CD um eine Seifenmarke und nicht um silberne kleine Scheiben mit Tönen drauf handelte.

Nicht nur Wasser und Seife, sondern ganze Klinikabteilungen ließ garantiert auch Daniela an sich heran. Daniela war Kandidatin bei RTL II. An ihrem Beispiel wurde in dem Reality-Doku-Soap-Format «Extrem schön!» extrem schön durchexerziert, wie entscheidend der erste Eindruck ist, den wir von einem Menschen gewinnen, und wie man ihn verbessern kann, den Eindruck. Was in Danielas Fall wirklich von Vorteil war, denn Daniela hatte zu Beginn der «Operation Extrem schön!» schwarze Zähne mit Lücken daneben, eine hässliche Brille, strähniges Haar, schlechte Haut und eine breite Nase. Danach war von Daniela genau genommen nur noch der Vorname übrig.

So eindrucksvoll und so schnell wie bei RTL II klappt das mit uns Dicken leider nicht. Okay, eine Magenverkleinerung hier, eine Hammerdiät da und vielleicht noch der Gang zur Kosmetikerin – das war sie dann aber auch schon, die Wandlung vom dicken Entlein zum hübschen Schwan. Glückt leider nur in den wenigsten Fällen und ist auch nicht unbedingt eine eigene Fernsehsendung wert. Hauptsache, die Richtung stimmt! Weniger ist eben auch bei Dicken oft mehr.

Meine ganz persönliche Aufpolsterung habe ich übrigens im Alleingang vorgenommen, ohne medizinischen Beistand. Mit Hilfe einer von mir selbst entwickelten Therapie: Bewegungen aller Art vermeiden, aber gut essen. In Verbindung mit der altersbedingten Erschlaffung meiner körperlichen und psychischen Verhältnisse habe ich es so binnen 30 Jährchen ganz schön weit gebracht. Schön weit nach *vorne*, um genau zu sein. Denn ich habe mich für die Horizontal-Variante entschieden. Das bedeutet: Meine Zuwachsraten kann man vorzugsweise in der Waagerechten ablesen, mit einem sogenannten Süd-Ableger Richtung Erdmittelpunkt.

Gut, so ein Bauch sieht aus keinem Blickwinkel wirklich gut aus. Guckt man von oben auf ihn, aus der Perspektive des Besitzers, hat er immer etwas Niedliches. Richtig harmlos sieht sie aus, die Wölbung unter dem Brustbein. Wobei schon auffällt, dass Gürtel, Unterschenkel und Fersen zunehmend aus dem eigenen Gesichtskreis verschwunden sind. Ob die sich vielleicht bei Übergewicht reziprok zurückentwickeln?

Der Blick frontal auf einen Bauchträger ist in der Regel der sympathischste: Man sieht einen stattlichen Mann, dem es gut geht, ein freundliches Gesicht (wir Dicken sind ja supernett), und man sieht, dass man keinen Hüftansatz sieht. Die mehr oder weniger ausgeformte Halbkugel des Bauches ist von vorne nicht auszumachen, und das ist auch gut so. Dies ist auch der Grund dafür, dass die meisten Dicken keine Probleme beim Kontakten haben. Bis unser Gegenüber entdeckt hat, dass wir dick sind, haben wir ihn schon umgarnt und für uns eingenommen. (Mag sein, dass Sie andere Erfahrungen beim Kennenlernen von Dicken gemacht haben, aber ich bitte Sie: Lassen Sie uns doch unseren Glauben an das Gute in uns allen!)

Umrunden wir unseren exemplarischen Bauch noch weiter. Da gibt es auch den profiligen Blick. Ein absolutes No-No, das Grauen an sich, der blanke Horror! Haben Sie schon einmal einen dicken Mann entdeckt, der sich in einer spiegelnden Schaufensterscheibe freiwillig (!) im Profil betrachtet? Ein kurzer Blick zur Seite auf die Frisur, auf den Sitz des Mantelkragens – okay, den kann man riskieren. Aber weiter unten gucken?! Um Himmels willen. Wer will sich denn freiwillig konfrontieren mit der modernen Interpretation eines klassischen Weltwunders der Antike, den Hängenden Gärten der Semiramis? Alles wuchert, schwappt üppig und drängt nach vorne. Was auch seine Vorteile haben kann: Der Bauch kommt ja immer vor seinem Träger ins Ziel. Aber dicke Männer im Profil? Die Welt hat Besseres verdient. Trotzdem, man muss der Wahrheit auch ins Auge sehen können. Und deshalb sei hier an prominenter Stelle noch einmal ausdrücklich festgehalten: So ein Bauch schmückt keinen Mann!

Die noch fehlenden Blickvarianten von hinten und von unten auf den Bauch eines Mannes würde ich gerne vernachlässigen. Weder trägt die entsprechende Vorstellung zum ästhetischen Wohlbefinden der Leserschaft bei, noch bringt sie uns erkenntnistheoretisch weiter. Meiner Meinung nach haben Männer von hinten betrachtet sowieso eine eher negative Ausstrahlung.

Es ist doch so: Männer sehen Frauen gerne hinterher, weil sie ihnen auf den Allerwertesten glotzen wollen. Was in der Regel keine frauenfeindliche Handlung ist, sondern eine rein anthropologische Fragestellung beantworten soll: Kann diese Frau für mich Kinder gebären – ja oder nein? Und wenn ja, dann aber schnell hinterher!

Frauen dagegen sehen Männern nicht gerne hinterher. Warum? Weil sie keine Schwäche zeigen wollen, weil die meisten Männer-Hintern des Nachblickens eh nicht würdig sind und weil Männer Frauen nur dann den Rücken zuwenden, wenn sie entweder das Weite suchen oder den Laufpass bekommen haben.

Die geliebte Frau an meiner Seite sieht mir übrigens auch

äußerst selten hinterher. Wenn wir uns groß verabschieden, etwa am Flughafen oder am Bahnhof, dann hat das viel von Humphrey Bogart und Ingrid Bergman in *Casablanca* oder Omar Sharif und Julie Christie in *Dr. Schiwago* – tiefer inniger Kuss, heftige Umarmung, aber sehnsuchtsvoll hinterherblicken, das schafft nur einer: ich! Und was sehe ich dann? Eine entschiedene, attraktive Frau, die nach vorne sieht! Kein Blick zurück, keine Abschiedstränen, kein Bangen und Hoffen im Gesicht, kein minutenlanges Winken, bis die Arme schmerzen – nichts. Okay, wäre vielleicht auch übertrieben, nur weil ich mit der S-Bahn zum Einkaufen fahre ...

Blicken wir also auch nach vorne. Meine Frau hat den langjährigen Prozess meiner kontinuierlichen Aufpolsterung immer mit gemischten Gefühlen verfolgt, vermutlich deshalb, weil sie sich grundsätzlich etwas anderes darunter vorgestellt hat als ich. Und weil sie dieser Entwicklung hilflos ausgeliefert war beziehungsweise nach wie vor ist – genau wie ich. Denn was soll man tun? Was soll *ich* tun?

Von meiner Frau kommen da jede Menge Vorschläge. Wie wäre es mit Abnehmen? Oder einem ausgefeilten Diätplan? Warum gehst du nicht einfach mehr spazieren, Bewegung ist die halbe Miete! Mach doch Fitnessübungen, die gibt's auch für zu Hause! Fahr Fahrrad! Sei gefälligst mal disziplinierter vor dem Kühlschrank! Und: Man kann auch «Nein» sagen beim Essengehen!

Wir stoßen jetzt in einen Grenzbereich der menschlichen Psyche vor, der von zwei Begriffen geprägt wird: Lebensqualität und Ego. Ist es wirklich hinnehmbar, dass mir von außen diktiert wird, was ich zu tun und zu lassen habe? Ist es noch mit den demokratischen Grundbegriffen Freizügigkeit und

Freiheit vereinbar, dass mich vor den Lebensmittelregalen im Supermarkt beim Griff zu den leckersten Produkten eine implantierte innere Stimme mit einem «Nein» traktiert? Und wo bitte bleibt mein Rückgrat als Mann, wenn ich auf jede Möglichkeit der Gegenwehr freiwillig verzichte?

Also, so leid es mir für meine Frau auch tut, ich muss all diese Ratschläge ablehnen. Ansonsten droht der endgültige Beweis, dass es sich bei mir um ein Weichei handelt, einen Schwächling, eine manipulierbare Masse Mann. Zumal ein Bauch meiner Güteklasse eh in alle Welt hinaus verkündet: Mannomann, der isst aber gerne! Ob's der Alkohol ist? Wie kann man sich nur so gehen lassen? Also wenn das mein Mann wäre ...

Welche Rolle spielen eigentlich Schönheitsideale und Körper-Vorbilder für uns Übergewichtige? Richtige Antwort: keine. Es gibt sie nämlich kaum. Gut, Orson Welles, Marlon Brando in seinen letzten Jahren, Günther Strack, Bud Spencer, Joseph Hannesschläger von den *Rosenheim Cops*, William Conrad aus der unvergessenen amerikanischen TV-Serie *Cannon*, Ex-Bundeskanzler Helmut Kohl oder König Taufa'ahau Tupou IV. des östlich von Fidschi gelegenen Königreichs Tonga im Südpazifik – sie alle sind und waren prominente Dicke. Aber Vorbilder? Als Dicke? Bestimmt nicht. Durchsetzungskraft und Gemütlichkeit, das spricht man Dicken zu. Aber mehr wohl kaum. Das Körpersignal «dick» wirkt eher abschreckend, macht seinen Träger nicht zu etwas Besonderem, sondern eher zu etwas Sonderbarem. Schlanke, schöne Menschen lösen *Be*wunderung aus, dicke eher *Ver*wunderung. Und wo die dünnen Neid ernten, ist es bei uns Mitleid. Aber damit kann man leben.

Natürlich gibt es auch dicke Helden auf der Leinwand oder auf dem TV-Monitor. Aber dann ist die Story auf sie und ihren Leib zugeschrieben. Sie dürfen, ja sie *müssen* dann zwangsläufig dick sein. Dieter Pfaff als Rechtsanwalt Gregor Ehrenberg in der Serie – na, wie heißt sie? Genau: *Der Dicke*. Logisch. Oder Ottfried Fischer als Kommissar Benno Berghammer in – na? Klar, der *Bulle von Tölz*.

Dick als programmatische Vorgabe, als sich selbst erklärendes Grundmuster, das funktioniert. Logisch, dass diese Art Helden aber nur auf den zweiten Blick Helden sein können, weil sie bei ihrer Arbeit eine gute Figur machen, sie dabei aber nicht haben. Ein dicker Superman als Retter der Welt – unvorstellbar! Nur in dem Animationsfilm *Die Unglaublichen* darf der gealterte Super-Held einen gut erkennbaren Wanst besitzen, aber so etwas lassen Produzenten eben auch nur im Trickfilm durchgehen.

Hollywood-Star Sean Connery zum Beispiel musste, als er 1971 nach seinem sechsten James-Bond-Film *Diamantenfieber* ausgestiegen war, 1983 aber für *Sag niemals nie* wieder in die Dienste Ihrer Majestät vor die Kamera trat, seine mittlerweile erworbene Leibesfülle mit eng geschnürten Korsagen verbergen. Und für Szenen mit nacktem Oberkörper trainierte er eigens wochenlang, um wieder halbwegs in Form zu kommen. Nein, Dicke dürfen originell, gemütlich, kauzig oder sympathisch sein – als Liebhaber, Actionhelden oder Intellektuelle gehen sie nirgendwo durch.

Ich habe für Szenen mit nacktem Oberkörper nie trainiert. Ganz einfach deshalb, weil es sie nicht gab! Ich vermeide es, wo immer und wann immer es geht, mich bloßzustellen – geistig und körperlich. Das beginnt damit, dass ich selbst einem Besuch im japanischen Edelrestaurant mit Teezeremonie äußerst kritisch gegenüberstehe, weil man dort ja gefälligst die Schuhe auszuziehen hat. Damit geht es doch schon los. Nein, die Kleidung bleibt an, und ins Geisha-Paradies können andere gehen, aber nicht ich. Man kommt auch angezogen gut durchs Leben.

Dass mit uns Dicken oft nicht viel Staat und noch weniger Geld zu machen ist, hat auch die Werbung schon entdeckt. Indem sie uns noch nicht entdeckt hat. Gerade mal *ein* Kosmetikhersteller – mit dem niedlichen englischen Namen für «Taube» – fällt einem ein, wenn man nach dicklicheren Models auf Plakatwänden und Litfaßsäulen sucht. Und bei den Mode-Labels sind die Produzenten ebenfalls an einer Hand abzuzählen, die *für* und *mit* üppigeren Formen werben. Wobei man zugeben muss, dass heute jene Bushaltestellen-Plakate, auf denen sich die später so unglücklich geendete Anna Nicole Smith für *H&M* auf dem Rücken liegend in Dessous räkeln durfte, teuer gehandelte Sammlerobjekte sind. Es gibt also einen Bedarf für Dickliche. Aber nach wie vor wimmelt es in der Werbung um uns herum von schlanken, schönen und adretten Menschen, die eines zumindest nicht haben: einen Bauch.

Und noch etwas haben die Männer von heute nicht mehr, Haare nämlich. Mit Ausnahme der Schädeldecke hat man klammheimlich sämtlichen Haaren auf dem menschlichen Körper die Aufenthaltsgenehmigung entzogen. Was in Deutschland automatisch zum sofortigen Vollzug der Ausweisung oder Abschiebung führt. Einstige Haar-Reservate wie Achselhöhlen, Brust, Schambereich, Beine, bei manch stark behaarten Typen auch Schultern, Finger und Zehen

sind komplett haarlos. Selbst die kleinsten Ansätze von Kräu-
selungen, zum Beispiel rund um den Bauchnabel oder auf
dem Brustbein, sind bei den neuen Männern verschwunden.
Es wird rasiert und geschabt, gewachst und gezupft, bis die
Schwarte kracht. Meine Vermutung geht übrigens dahin,
dass diese neue Generation körperbewusster Zeitgenossen
nicht zuletzt deshalb so schlank, gestylt und *in good shape* ist,
weil der ständige Einsatz am eigenen Objekt jede Aufnahme
von Nahrung schon rein zeitlich unmöglich macht.

Soll man sich als Bauchträger also auch von dieser Last befreien? Gewinnen wir etwas hinzu dadurch, dass wir etwas
loswerden? Ein Blick über den Zaun in öffentliche Freibäder,
Saunaoasen oder an die Strände der Baggerseen zeigt: keine
Spur davon! Dicke Männer haben die Riesenchance, ein paar
Gramm Gewicht per Kahlrasur zu verlieren, ungenutzt an sich
vorüberziehen lassen. Im Gegenteil: Bei den Kumpanen, die
sich – anders als ich – ohne T-Shirt oder Hemd ihrer Umwelt
präsentieren, wuchert und sprießt es üppiger als je zuvor, ja,
Haare scheinen Fettgewebe geradezu als idealen Humus für
Wildwuchs zu betrachten.

Meine Frau stört sich ja weniger an meiner nicht üppigen,
aber durchaus vorhandenen Körperbehaarung als vielmehr
an dem kleinen Berghügel, auf dem sie gedeiht. Dabei ist
gerade ihr, familiär bedingt, Aussehen sehr wichtig. In der
Familie meiner Frau gilt der Wahlspruch, dass ein Mann viele
Fehler haben darf, aber gefälligst keine schlechten Zähne und
keine ungeschnittenen Fußnägel.

Dass ich diese Nagelprobe bei meinem ersten Aufein-
andertreffen mit den Schwiegereltern meistern konnte, ist
so betrachtet wohl nur einem Zufall zu verdanken: Ich trug

Socken und machte den Mund nicht auf. So blieb der prüfende Blick der gegnerischen Verwandtschaft nur an den paar Pfunden zu viel rund um die Hüften kleben. Wie mir meine später Angetraute erst Jahre später verriet, zischte ihr meine Schwiegermutter in einem unbeobachteten Augenblick ins Ohr: «Die müssen aber noch weg!» Beide wussten sofort, was gemeint war. Da kann man mal sehen, wie so ein Bauch zur Belastung werden kann – auch für andere.

Wir Dicken sind ja nicht unbedingt gerne dick. Nein, es sind die widrigen Umstände, die Erziehung, das Umfeld, die Nachbarn, die Familie, die Nerven, der Stress, die anderen, die uns dick werden ließen. Nur eine Gruppe können wir mit tödlicher Sicherheit als Schuldige für unser Dilemma ausschließen: uns. Also wir sind es mit Bestimmtheit nicht! Wie denn auch ... wo wir doch diejenigen sind, die das alles gar nicht wollten?

Nun muss man ehrlich sein und zugeben: Der Stachel des Übergewichts sitzt nicht so tief in unserem üppigen Fleisch, dass wir die Kilos gleich morgen pfundweise über Bord kippen würden. Mit der gebotenen Konsequenz hapert es schon gewaltig. Aber wir machen uns wirklich täglich zumindest *Gedanken* übers Abnehmen. Und das ist doch auch schon was!

Wohin das führt, macht vielleicht folgender Moment der Freude deutlich: neulich am Frühstückstisch. Ich blättere durch meine Leib-und-Magen-Zeitung (selbst dafür findet sich eine Essensmetapher!) und entdecke plötzlich eine Anzeige mit sensationeller Nachricht: Der Abnehmschwamm – saugt überflüssige Pfunde einfach weg. Simpel in der Anwendung, idiotensicher und bestimmt nicht teuer. Sollte man denken. Geradezu perfekt, eine echte Sensation! Aber leider eben doch nur ein pfiffiger PR-Gag aus dem Freistaat Thüringen.

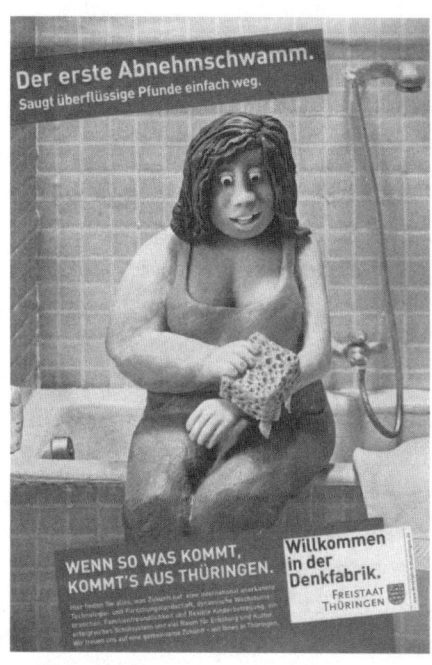

Perfekte Erfindung oder genialer Gag: Imageanzeige des Freistaates Thüringen.

Es gibt ihn nicht, den Abnehmschwamm, sondern nur die phantastische Vorstellung, dass – gäbe es ihn doch – er von einem Thüringer erfunden worden wäre. Wieso dem so sein soll, weiß kein Mensch. Aber lassen wir sie einmal dahingestellt, die Kreativität der Thüringer. Auf jeden Fall kennt man sie dort gut genug, die Gemütslage von uns Dicken. Schön zu wissen, vielleicht fahre ich ja doch mal eines schönen Tages hin.

Ich weiß nicht, ob es Ihnen schon aufgefallen ist: Ich schließe für meine Person das Abnehmen nicht grundsätzlich aus. Alles, was fehlt, ist der richtige Motivationsschub und zum anderen auch eine genaue Vorlage, in welche Richtung es denn gehen soll. Dabei gab es schon viele Idole und Vorbilder in meinem bisherigen Leben. Als 15-Jähriger wollte ich aussehen wie die Hollywood-Legende Errol Flynn in *Robin Hood* (den später der ebenfalls höchst attraktive Kevin Costner spielen durfte!), dann wie Robert Taylor als *Ivanhoe – Der Schwarze Ritter* (den wiederum durfte der spätere James-Bond-Star Roger Moore geben!), dann wie Werner Enke in *Zur Sache, Schätzchen!* (absolut blödsinnige Idee, da wir körperlich meilenweit auseinander waren!), dann wie Flower-Power-Popsänger Scott McKenzie (*San Francisco – Be Sure To Wear Flowers In Your Hair*), dann wie Mark Spitz (siebenfacher Goldmedaillengewinner im Schwimmen bei den Olympischen Spielen 1972 in München), und danach träumte ich mich – in einem gewaltigen Retro-Sprung – in den charmanten Cary Grant hinein. Was nicht ganz ungefährlich ist, denn er gilt gemeinhin als *das* Beuteobjekt reiferer Frauen, was wiederum einen selbst mit dem leisen Verdacht des Schwulseins belegen könnte. Aber egal, die Wahrheit muss heraus: Ich war nie schwul, aber Cary Grant fand ich toll! Dabei fällt mir im Moment auf, dass ich exakt diese Zeilen mitten in Köln schreibe, der Hochburg für ausgiebige Männerbeziehungen. Wer sagt's denn: Umgebung diktiert Sujet, das wusste schon Goethe.

Alle meine Idole hatten übrigens keinen Bauch. Was klarmacht, dass ich nie die Absicht hatte, einen Bauch zu bekommen. Meine Frau würde diesen Satz mit Sicherheit umformulieren in ein «Niemand hat die Absicht, einen Bauch zu bekommen, aber andere tun was dagegen, wenn es so weit ist!». Recht hat sie – aber bitte erst am Ende dieses Kapitels!

Apropos erwischt: Es gibt Momente im Leben, da fühlt man sich von einem unsichtbaren Röntgenblick durchdrungen und beobachtet, ja geradezu auf offener Bildfläche seziert und in seinem Innersten erkannt. Erwischt eben! Zum Beispiel beim Zeitungslesen. Es passierte erst neulich, in einem Interview mit dem amerikanischen Schauspieler Philip Seymour Hoffman, der in *Capote* den amerikanischen Skandal-Schriftsteller Truman Capote hinreißend gespielt hat. In dem Gespräch gab es zwei, drei Stellen, die mich packten. Absolut harmlose Beobachtungen eigentlich, die aber voll ins Schwarze trafen – bei mir. Hier die erste:

> «Philip Seymour Hoffman, 41 Jahre alt und geschätzte 120 Kilo schwer, zieht seine zerbeulte schwarze Jeans hinten am Hosenbund hoch, typischer Dickengriff, schiebt die Ärmel seines Pullovers bis zu den Ellenbogen hoch, richtet nochmal die schwarze Hafenarbeitermütze auf seinem Kopf und knipst ein Lächeln an.»
> (Aus: SZ Wochenende, *Süddeutsche Zeitung*, 11./12. April 2009)

Genau so ist es: der «typische Dickengriff» – die verräterischste Handbewegung, seit Pontius Pilatus sich die Hände in Unschuld wusch. Ja, es gibt ihn wirklich, diesen Dickengriff! Ist ja auch klar, wir etwas beleibteren Herrschaften schaffen es nicht wie alle anderen, ein nach unten gerutschtes Beinkleid mit beiden Händen in den Hosentaschen diskret und ohne großes Aufsehen wieder nach oben zu rütteln und zu schieben. Also müssen wir, ob wir wollen oder nicht, am Bund anpacken, und zwar dort, wo die größten Wölbungen überwunden werden wollen, an Bauch und Po. Und wir müssen dies immer dann tun, wenn wir unseren Körper in Bewegung setzen, also beim Gehen oder Laufen, beim mühsamen Hochschrauben aus viel zu tiefen Sofas oder Lehnstühlen und nach dem raumgreifenden Überstreifen einer Jacke oder eines Mantels. Beide Daumen links und rechts zwischen Speckrolle und Bund klemmen, zupacken und dann stramm nach oben ziehen, bis die nur schwer erkennbaren Hüftknochen erreicht und wieder von der Hose bedeckt sind.

Ja, die Dicken sind unter uns, und an dieser Bewegung kann man sie einwandfrei erkennen. Da helfen keine längs gestreiften Hemden, keine kaschierenden Maßanzüge, keine Wallegewänder und keine Jacken mit Doppelknopfreihe – die Geste mit den zwei Händen verrät sie. Hosenträger sind ja leider aus der Mode. Und Gürtel haben bei umfangreichen Herren eh nur eine optische Funktion, indem sie die Demarkationslinie zwischen Bauchunterseite und Unterleibsoberseite betonen. Es bleibt also nichts anderes übrig als eben der «typische Dickengriff».

Bei T- oder Poloshirt-Trägern geht er übrigens oft einher mit dem krampfhaften Versuch, die Vorderseite des Hemds im selben Atemzug länger zu ziehen, als Gewebe und Stoffbeschaffenheit es hergeben. Länge schlägt Umfang, glauben Dicke – allerdings auch nur sie. In der Regel enden solche Versuche mit einseitig an der Vorderfront ausgeleierten Textilien, die dennoch ihre kugelförmige Passform nicht verlieren.

Mit der Ästhetik ist es in solchen Situationen schnell zu Ende. Dicke Männer sehen eben nicht gut aus, wenn sie sich, oft mit tiefem Luftholen und stolz geschwellter Brust, die Hosen hochziehen. Und genau genommen sehen wir selten gut aus. Schon die geringsten alltäglichen Verrichtungen können bei Dicken zur Beleidigung für die Augen anderer werden. Vermeiden Sie zum Beispiel unbedingt, dass sich ein etwas fülligerer Herr vor Ihnen bückt, zumal wenn er knapp geschnittene Jeans trägt. Oder zu kurze T-Shirts. Oder beides. Es könnte nämlich passieren, dass er Ihnen beim Bücken seine Rückseite zuwendet und dabei nackte Einblicke in pralle Körperregionen gewährt, die zu Recht von früheren Generationen als *Terra incognita* betrachtet wurden.

Seit der Erfindung des sogenannten «Arschgeweihs», mit dem mehr Frauen, als man zu befürchten wagte, ihren Eingangsbereich zu dieser Region dauerhaft kennzeichneten, ist die einst intime Streckenführung zwischen Lendenwirbeln und Unterleib zwar verstärkt zum öffentlichen Raum geworden; was Dicke dort zu bieten haben, kann aber nur bedingt als «Kunst am Bau» bezeichnet werden. Und warum ausgerechnet sie dazu neigen, oft zu knappe Hemden und zu eng geschnittene Hosen zu tragen, das wissen die Götter! Wobei ich vermute, dass im Organigramm des Himmels vorrangig der lebensfroh-moppelige Bacchus respektive Dionysos für uns zuständig sein dürfte, Abteilung Wein & Ekstase. Na, das passt doch!

Wir Mannsbilder jenseits der 100-Kilo-Marke tun uns auch schwer, bei anderen, völlig alltäglichen Verrichtungen gut auszusehen. Beispiele gefällig? Beobachten Sie mal einen Dicken, wenn er sich den Gürtel durch die Laschen seines Hosenbundes zieht. Er tut dies im Blindflug, denn Gucken ist nicht. Irgendwo bei den sieben Zwergen hinter den sieben Bergen lauern die Stofflaschen, durch die der Lederriemen durchmuss – ein Tastkino erster Güteklasse.

Oder haben Sie schon einmal beobachtet, was sich an einem Flugzeug-Gate abspielt, wenn zwischen all den Anzug-trägern und Business-Damen in kleidsamem Grau ein dicker Passagier auftaucht? Und ich meine jetzt mal einen wirkli-chen Dicken, der schweißüberströmt und prustend als erste Amtshandlung seinen Koffer-Rolli gegen den Zeitungsstän-der knallt. Haben es jetzt auch alle mitbekommen, ja? Ich bin angekommen, jawohl. Gerade noch rechtzeitig, um euch al-len Angst und Schrecken einzujagen. Denn ich bin im Besitz einer gültigen Bordkarte, die als durchnässter Fetzen Papier aus meiner durchgeschwitzten Hemdbrusttasche ragt. Und auf diesem Boarding Pass steht eine Sitzplatznummer. Und ich schwöre euch, es ist exakt der Sitz neben euch!

Botschaften wie diese verbreiten sich wie ein Buschfeuer. Alle Wartenden haben ab sofort nur noch einen Gedanken: Bitte, lass ihn nicht den Mittelplatz neben mir bekommen! Und lass ihn auch nicht am Fenster sitzen und einen ner-vösen Magen haben! Und, ganz dringend, bitte lass ihn unter keinen Umständen ausgerechnet hinter mir Platz nehmen, wo er mir seine esstellergroßen Kniescheiben in die Sitz-lehne rammt und mit asthmatischen Atemstößen die Luft in der Kabine umwälzt! – Sie halten das für eine übertriebe-ne Darstellung? Ich bin überzeugt, beim nächstbesten Flug werden Sie an mich denken!

Dicke Menschen erregen Aufmerksamkeit, was immer sie tun. Mir macht es zum Beispiel auch keinen Spaß, mich im Theater durch bereits besetzte Stuhlreihen zu quetschen und nach zwei Seiten gleichzeitig Wirkung zu erzielen: Den Zuschauern in der Reihe davor verschaffe ich mit meinen Ge-säßmuskeln eine Gratis-Nackenmassage (man kennt ja seinen Knigge und schlängelt sich gefälligst ärschlings zur Bühne durch!), und den Sitznachbarn in der eigenen Reihe fege ich mit meinem Vorbau die aufgeschlagenen Programmhefte aus der Hand. Was aber nichts ausmacht, da ich im Vorbeidrücken mit meinem Körper eh das Licht der Deckenleuchten für mehrere Sekunden abschatte und an ein Weiterlesen so nicht zu denken ist. Aber die Hoffnung, dass es irgendwann vorbei ist, stirbt zuletzt. Und so ist die Erleichterung groß, wenn ich erst einmal Platz genommen habe. Ja, ich spüre sogar etwas wie ein virtuelles Daumendrücken aller Umsitzenden, dass ich bitte die richtige Sitzreihe erwischt haben möge ... nicht dass die Tsunami-Walze noch einmal über sie hinwegrollt!

Man muss solche Erlebnisse aushalten können. Und man muss wissen, dass man für andere Menschen rein körperlich nicht unbedingt eine Offenbarung darstellt. Philip Seymour Hoffman jedenfalls schien sich im Gespräch mit Dirk Peitz seiner Körperfülle nicht zu schämen. Die journalistische Nabelschau bei dem Hollywood-Superstar, der für seine perfekte Darstellung des exzentrischen Autors Truman Capote in dem gleichnamigen Film 2006 einen Oscar bekommen hat, förderte auch noch weitere Beobachtungen zutage:

«Okay, Bescheidenheit beiseite: Ist dieser Körper dann der Schlüssel zum Verständnis zugleich der Wärme und der Tragik, die von eigentlich allen Hoffman-Charakteren ausgeht? Bedeutet dieser massige Körper nicht ein Ausschlusskriterium, im Leben wie im Beruf, hat also der Mensch und Schauspieler Philip Seymour Hoffman Erfahrungen gesammelt mit Ablehnung und führt uns deren Verarbeitung nun vor? Und stellt zugleich diese physische Präsenz allein nicht schon eine Nähe zum Zuschauer her, der sich in diesem Unvollkommenen eher wiedererkennt als in den perfekten Hollywoodkörpern anderer? Sind Sie der Dicke in uns allen, Mr. Hoffman, der Außenseiter?»

Der Dicke in uns allen! – Philipp Seymour Hoffman hat an dieser Stelle des Interviews übrigens überlegt, ob er sich ernsthaft auf eine Fortsetzung desselben einlassen soll. Aber bevor Sie jetzt dieses Buch erschrocken zur Seite legen, weil Sie es mit der Angst bekommen, lassen Sie sich gesagt sein: Nein, nicht jeder von uns Gewichtigen schleicht sich nachts heimlich in Ihre Haut und mutiert dort zum Dicken in Ihnen! Keiner von uns sehnt sich nach noch mehr Körper um sich herum, niemand will als «der Dicke» in all den anderen enden.

Außerdem sind wir viel zu sehr mit Antworten auf all die Fragen beschäftigt, die sich allein in diesem kurzen Zitat verstecken. Strahlen dicke Körper Wärme, Unvollkommenheit und Tragik aus? Werden wir wirklich abgelehnt, nur um dann im selben Atemzug Nähe zum Mitmenschen herstellen zu dürfen?

Rein physikalisch betrachtet kommt vor allem das mit der Wärme gut hin. Wer jemals im Hochsommer das zweifelhafte Vergnügen hatte, neben einem dicken Menschen ein paar Stunden verbringen zu dürfen, weiß, wovon die Rede ist. Dicke schwitzen gerne. Dicke atmen gerne laut und vernehmlich, wenn es warm wird. Und Dicke brauchen Platz um sich herum – nicht nur für ihren Körper, sondern auch für all die Utensilien, ohne die ihr Überleben nicht gesichert ist: Kühltaschen, Mega-Kanister mit Kaltgetränken, aufgeblasene Chipstüten und XXXL-Badehandtücher, mit denen man im Notfall einen Hubschrauberlandeplatz markieren könnte. Damit sind wir auch bei den Begriffen «Unvollkommenheit» und «Tragik» angelangt. Dicke befinden sich oft in der Gefahr, auf nahezu tragische Weise lächerlich und komisch zu wirken. Sobald es nämlich ernst wird für sie oder ihr Umfeld, passt der Körper nicht mehr zur Situation. Wir «verkörpern» dann quasi automatisch immer das Falsche!

Und noch etwas ist ungerecht. Die Sache mit dem Selbstwertgefühl, dem Ego. Wie soll man ein starkes Selbstbewusstsein entwickeln, wenn man sich mit dem, was einen umgibt, nicht identifizieren kann und mag? Bei uns Dicken ist das genau so: Wir wähnen uns eigentlich zeitlebens in einem Transformationsprozess, auf dem Weg von dick nach dünn eben. Kein Dicker stellt sich hin und sagt: Okay, so dick bin ich, und das bleibe ich jetzt auch, solange das Herz mitmacht! Nein, wir wollen sie schon wegkriegen, die höhergelegte Region, die sich da über dem Gürtel breitgemacht hat. Aber wie? Und wann? Und warum?

Vielleicht muss man sich als Mann mit Bauch auch deutlich und klar absetzen von all den anderen Leidensgenossen. Einfach so tun, als sei da nichts. Problem? Wer? Ich? Wieso das denn? Und was, bitte schön, habe ich mit dem Moppel dort drüben zu schaffen, nur weil der gerade herüberschaut und eine gewisse Ähnlichkeit mit mir hat, aber auch wirklich nur in Ansätz... wie, Spiegel? Ach so, das ist ein Spiegel! Aha. Das sah aber vorhin in der Glastür beim Schnellimbiss noch alles wesentlich gefälliger aus. Unglaublich, wie so ein blöder Spiegel alles verzerren kann!

Kommentar der Ehefrau

In Egofragen sind Männer gut. *Ego, ergo sum*, könnte man sagen. Mit dem *cogito* ist es ja manchmal nicht so weit her.

Wenn also eine Problemzone «Ästhetik und Ego» heißt, so sind wir hier beim Grundproblem eines Mannes angekommen. Bei seiner Frau, seiner Geliebten oder auch den Mitarbeiterinnen in seinem Büro legt er auf Ästhetik viel Wert; ein ausgeprägtes Ego dagegen fehlt meistens auf seiner Prioritätenliste.

Bei einem Kollegen im Büro habe ich neulich das Sprüchlein «Es reicht schon, wenn *ich* schwierig bin» an der Pinnwand gesehen. Auffallend nur, dass Männer das bei sich selbst immer als Gag meinen und der heimlichen Überzeugung sind, es gebe gar keine schwierigen Männer, sondern nur unsensible Frauen – aber überall schwierige Frauen wittern und diese dann auch noch unerträglich finden. Super Weltsicht!

Bei ihnen selbst ist es mit der Ästhetik auch nicht so weit her – nicht umsonst müssen die meisten Mütter ihre ins Rentenalter hineingealterten Söhne 40 Jahre nach deren Auszug immer noch ermahnen, sie sollten sich regelmäßig die Fußnägel und die Nasenhaare schneiden.

Komisch eigentlich, dass Männer mittlerweile Forever-young-Cremes und Liftings, Lipgloss und farblosen Nagellack entdecken, anstatt mal endlich mehr an ihrer inneren Schönheit zu arbeiten: ein bisschen mehr zuhören, ab und zu von selbst ein Problem erkennen und sogar ansprechen, nicht nur brummelnd ins Theater oder Konzert mitgehen, sondern selbst mal Karten – und hinterher eine Reservierung für ein schönes Restaurant – organisieren ... Mein Mann würde jetzt sagen, das mit dem Restaurant sei doch aber gerade nicht in meinem Sinne, weil ich fürchten würde, dass er dort zu viel isst. Ha! Das, was man sowieso nicht will, mit dem Verweis darauf zu begründen, dass man der Ehefrau keinen Anlass zu Kritik geben wolle, das ist ja wohl die Höhe. Schließlich könnte der Mann ja auch die Theaterkarten besorgen, den Tisch im Restaurant bestellen – und sich dort mit einer Flasche stillen Wassers begnügen. Dann gäbe es auch eine Chance für den «Transformationsprozess von dick zu dünn», der oben beschrieben wird.

Bei uns daheim gibt es einen anderen, permanenten Transformationsprozess, wenn man Transformation als Veränderung begreift: vom Schreibtisch zum Kühlschrank zum Bett zum Schreibtisch zum Kühlschrank zum Bett. Und, ach ja: die Transformation vor die Glotze, an den Herd und zur Kaffeemaschine nicht zu vergessen. Also hätte man das Kapitel, um mal Peter Weiss und nicht George Deffner zu zitieren, auch nennen können: die Ästhetik des heimlichen Widerstands.

DIE ERSCHLAFFTE POBACKE – TOTAL STYLISH

Wie der Begriff «dick» zum Four-Letter-Word wurde, was einen morgens wirklich aus dem Bett treibt, wo die Zielgruppe der 14- bis 49-Jährigen begraben wurde, wer beim «Altenglühen» dabei sein darf, wieso man Ärzten nur auf Grillfesten begegnen sollte und warum meine Mutter an allem schuld ist

Ich denke, ich kann mich kurz fassen, denn das mit dem Alter wird sich ja bekanntermaßen in meinem Fall nicht allzu sehr in die Länge ziehen. Und Zukunft? Welche Zukunft denn!?

Sie erinnern sich? Im Kapitel «Krankheiten & Medizin» hat der Lebenserwartungsrechner ganze 0,59 Jahre verbleibender Restzeit für mein Dasein im Diesseits ausgespuckt. Und das war bereits vor einigen Monaten. Genau genommen erreichen Sie diese Zeilen also aus den ewigen Jagdgründen, die wir Dicken als VIPs *(very impressive persons)* viel früher erleben dürfen als Normalgewichtige. Könnte also noch eng werden mit der Fertigstellung dieses Buches.

War das jetzt zynisch? Sarkastisch? Idiotisch? Sind Männer mit Bauch automatisch auch Dummköpfe mit viel Fleisch und wenig Hirn? Realitätsferne Negationsapostel, die Gesundheitstipps, Kritik an ihrer Figur und alle Appelle zu mehr Eigenverantwortung unwirsch zurückweisen? Nein, Dicke sind einfach nur hoffnungslos optimistisch. Sie glauben fest daran, dass sie eines schönen Tages nicht mehr dick sein werden.

Jedenfalls nicht mehr sooo dick. Und dass sie dann endgültig dieses hässliche, kleine *four letter word* aus ihrem Wortschatz streichen können.

Der Lieblingspsalm aller Dicken lautet: Gelobt sei der Tag, an dem wir alle einmal abgenommen haben werden … wobei allein schon die Verwendung der hochkomplizierten grammatikalischen Konstruktion Futur zwo dieses Satzes verrät, dass man sich ein solches Erfolgserlebnis wirklich nur in ferner, ferner Zukunft vorstellen kann.

Ich zum Beispiel gehe für mich persönlich von einer Reduktionsquote um die zwölf Prozent aus. So viel möchte ich unbedingt abnehmen. Eine Hochrechnung für das genaue Datum, wann es denn so weit sein wird, kann ich leider nicht abgeben. Aber ich weiß genau: Dieser Tag wird kommen. Die Sonne wird aufgehen und die letzten Wolken zur Seite schieben, ein glühender Spiralnebel wird am Firmament erscheinen und knallrote Buchstaben in den Himmel sprühen, die zusammenhängend gelesen den Satz ergeben: «Es ist vollbracht, George hat abgenommen!» So wird es sein.

Meine Frau ist leider Anhängerin einer anderen Glaubensrichtung. Sie ist Agnostikerin und hält vor allem Prognosen, die aus meinem Mund stammen, für äußerst zweifelhaft. Außerdem, was die Themen Abnehmen, Dicksein und Altersvorsorge betrifft, gelte ich ihr als Vertreter einer wahren Irrlehre. Und die unumstößliche Tatsache, dass ich eines Tages ganz bestimmt abnehmen werde, bezeichnet sie frech als «Jüngstes Gerücht». Was man irgendwie verstehen muss, denn sie hat schon so einige Heilsbotschaften von mir vernommen, ohne dass auch nur eine davon wahr geworden wäre. Aber sorry, ich kann eben keine Wunder vollbringen!

«Komm, erzähl mir nichts, du wirst nie abnehmen!», lautet das Credo meiner Frau, wenn ich wieder einmal hoffnungsfroh in die Zukunft blicke.

«Aber Schatz, dieses Mal ist es wirklich anders. Ich spüre so eine große Kraft in mir ...»

«Dann fang an. Jetzt!»

«Na klar, sofort! – Gleich nach dem Mittagessen!»

Fünf Minuten später kann ich froh sein, wenn ich überhaupt noch mit dem Rest der Familie am Küchentisch Platz nehmen darf.

Ich glaube, meine Frau hat auch Angst, dass ich vielleicht schon ab morgen einfach zu alt sein werde, um wirklich noch abzunehmen. Aber diese Angst vor der Zukunft, vor dem Alter, sollte sie nicht vor allem *mich* plagen? Immerhin bringe ich nicht nur geschätzte 40 Kilo, sondern auch knapp zehn Lebensjahre mehr als meine Frau in unsere Beziehung mit ein. Da knirscht es gewaltig in der Balkenwaage einer Ehe, von wegen Gleichgewicht und Ausgeglichenheit. Meine Schale neigt sich nicht sanft nach unten, nein, sie rast mit geradezu halsbrecherischem Karacho Richtung Erdmittelpunkt.

Altern ist übrigens kein langsamer Prozess. Und auch kein kontinuierlicher. Nein, man altert täglich aufs Neue, immer wieder von vorne. Du stehst morgens auf, und es tut dir etwas weh. Das kennt man ja, schon als Spruchweisheit: «Wenn du eines Tages aufwachst und es tut dir nichts weh, bist du tot!» Hat schon meine Tante gesagt, und die muss es wissen, denn sie ist letztes Jahr gestorben.

Also, der Wecker klingelt, du kriegst es irgendwann mit, fummelst nach der blöden Stopp-Taste, wälzt dich zur Seite ... und dann spürst du es. Sofort. Der linke Arm ist taub, blutleer und reaktionslos. Oder eine Pobacke meldet einen Druck-schmerz – blauer Fleck? Prellung? Akute Erschlaffung? Oder es zieht im Kreuz. Falsch gelegen? Durchzug wegen der offenen Balkontüre? Jetzt aber wirklich mal die Matratze tauschen? – Egal, was es auch ist, irgendetwas tut immer weh. Nicht schlimm, nicht lebensbedrohlich, aber lästig.

Der größte Fehler wäre es nun, die eigene Frau sofort mit dieser schlechten Nachricht zu konfrontieren. («Morgen, Schatz! Du, mir tut da was weh, könntest du mal bitte nachsehen?!») Ja, Pfeifendeckel! Sie würde sich natürlich nicht in Florence Nightingale verwandeln und auf der Stelle pflegerische Maßnahmen einleiten, sondern sie würde was tun? Genau: die erste Verbalattacke des noch frischen Tages reiten! Mit einem «Du wirst halt einfach alt» zum Beispiel.

Will man das hören? Will man mit dieser Losung in einen jungfräulichen Tag starten? Nein, das will man nicht. Und ich schon gleich gar nicht. Also Klappe halten, die noch verbliebenen Zähne aufeinanderbeißen, den eingeschlafenen Arm unauffällig mehrmals gegen den Holzrahmen der Bettstatt klopfen, beide Pobacken gegen jede Vernunft zusammendrücken und den jäh einsetzenden Rückenschmerz hinnehmen, dann mit einem unvermuteten, wahnsinnig juvenil wirkenden Sprung aus dem Bett schnellen und das noch verpennte, aber dennoch geliebte Wesen nebenan aufrütteln mit einem «Hey, neuer Tag, neue Chance!».

Okay, meine Frau kennt das schon seit vielen Jahren. Von daher beobachtet sie meine allmorgendlichen Energieanfälle mit großer Skepsis. Ich bin mir sicher, dass sie sich bereits öfter gefragt hat, ob klinisch Tote noch *post mortem* zu konvulsiven Zuckungen in der Lage sind. Kennt man ja vom Bauernhof, wo Hühner einen allerletzten Sprint hinlegen, auch wenn der Kopf schon ab ist! Auf jeden Fall meldet sich das Alter so jeden Morgen aufs Neue, um dann im Laufe des Tages wieder zu verschwinden. Die Gelenke funktionieren, der Knochenbau verrichtet brav seine Arbeit, auch die Bauchregion meldet keine besonderen Vorkommnisse, mal abgesehen von einem stündlich wiederkehrenden Hungergefühl. Genau genommen altere ich also nur nachts. Das wird auch der Grund sein, warum ich gerne sehr spät schlafen gehe: präsenile Bettflucht als Vorbeugung gegen frühzeitiges Altwerden.

Was kann man noch alles tun, um die eigene Zukunft sicherzustellen? Betrachten wir dazu erst einmal die momentane Lage: Was steht auf der Haben-Seite? Eine agile, berufstätige, sportliche und gesunde Ehefrau, deren statistische Lebenserwartung um Jahrzehnte über der meinen liegt. Dazu drei noch schulpflichtige Kinder, von denen bislang aber keines Anstalten machte, die Einkommenssituation seiner Eltern schlagartig zu verbessern, etwa durch eine Karriere als Profifußballer beim FC Bayern München oder als «Germany's Next Top Model – made by Heidi Klum». Und ob der Zehnjährige, made by Deffners, den lukrativen Weltmeistertitel im Nintendo-DS-Spielen schaffen wird, darf auch bezweifelt werden. Seiner Meinung nach scheitert das Vorhaben allein schon an den zeitlich eng begrenzten Trainingsmöglichkeiten, die ihm seine beiden Oberaufseher zu Hause gewähren. Dann sind da noch zwei Jobs, zwei dünne Konten, zwei Rentenansprüche, zwei Altersvorsorgen und jede Menge sonstiger Sorgen. Und was wird, wenn keiner mehr meine Arbeit braucht – und Bücher wie das vorliegende auch nicht? Ja, was wird dann sein?

Meine Frau wird spätestens zu diesem Zeitpunkt sagen, dass sie das alles schon lange hat kommen sehen. Und dass ich mir nichts vormachen soll: Schließlich sei mein Bauch als Warnzeichen nicht zu übersehen gewesen, jetzt, wo ich auch älter geworden sei, hätte ich eben den Dreck in der Schachtel beziehungsweise das Fett unterm Bindegewebe. Und ich werde dann sagen, dass das alles zwangsläufig so kommen musste! Wegen einer frühkindlichen Schädigung. Ja, Sie haben richtig gehört: Nicht ich bin schuld an meinem Bauch, sondern meine Mutter. Eine tolle These, und wer hat's erfunden? Die Österreicher.

Wissenschaftler von der Uni Graz wollten wissen, wann Fettsäuren giftig wirken und wichtige Organe schädigen. Und was haben sie herausgefunden? Die Fettveranlagung wird bereits im Mutterleib geprägt. Nimmt nämlich eine werdende Mutter während der Schwangerschaft mehrheitlich ungesunde Fette (gesättigte Fettsäuren) auf, werden im Gehirn des ungeborenen Babys appetitanregende Botenstoffe gebildet. Diese werden dann lebenslang zu viel produziert, und ein Sättigungsgefühl stellt sich nie ein. – Ja dann herzlichen Dank, Mama, für dieses Geschenk, mit dem ich mich heute noch herumschlagen darf. Und aus lauter Frust eine leckere Currywurst mit Ketchup und eine Cola mit Zucker. Prost, auf die Botenstoffe!

Der größte Feind der Alten sind bekanntlich die anderen Alten. Sie halten einem täglich den Spiegel vor, verkörpern allein durch ihre Anwesenheit die Vergänglichkeit allen Lebens und konfrontieren einen so mit der Mühsal, die da kommen wird. Wäre man der einzige Ältere auf der Welt, ich bin sicher, man würde es lange Zeit, vielleicht ein ganzes Leben lang gar nicht bemerken. Und vor allem: Man würde keinen einzigen Gedanken an ein mögliches Altwerden verschwenden. Als einziger Bauchträger auf der Welt wäre es wohl anders. Ich fürchte, man würde mich sofort in Gefangenschaft nehmen und gegen Eintritt zur Schau stellen!

Das beste Hausmittel gegen die Angst vor dem Älterwerden ist übrigens eine junge Umgebung. Fragen Sie mal meine minderjährige Nachkommenschaft. Die haben jede Menge Tricks drauf, wie man Vaters drohende biologischen Abbauprozesse blocken und aufschieben kann. Beispiele gefällig? Hier kommen drei:

Trick # 1: Das Prinzip «Hallo, Dienstmann!»

Ein todsicherer Tipp meines Jüngsten: Man legt sich ins Bett und tut so, als schlafe man sofort ein. Der Vater löscht das Licht, drückt die Tür ganz vorsichtig ins Schloss und hat Feierabend. Glaubt er! «Papa, ich hab Durst!» Der Vater kehrt zurück, füllt ein Glas Wasser ab, bringt es ans Bett, wünscht gute Nacht, löscht das Licht, drückt die Tür ganz vorsichtig zu und hat Feierabend. «Ich muss aufs Klo!» – «Ich hab noch gar nicht Zähne geputzt!» – «Bei Mama muss ich die Socken immer ausziehen!» – «Ich kann nicht schlafen!» – «Unterm Bett ist was!» – «Darf ich morgen zu Tom?» – «Bist du noch wach?» – «Papa? Papa??? PAPA?! PAA-PAAA!»

Trick # 2: Der Abholservice

Mein 16-jähriger Sohn verschafft sich vorzugsweise Einladungen zu Partys, die minimal zehn Kilometer entfernt von uns stattfinden. Echt coole Partys zeichnen sich leider auch dadurch aus, dass sie nie vor ein Uhr morgens zu Ende gehen. Das ist der Zeitpunkt, zu dem garantiert kein Bus mehr fährt, was aber meistens egal ist, weil solche Partys grundsätzlich nur dort stattfinden, wo eh kein Bus hinfährt. Papa holt einen also mit dem Auto ab – aber bitte *undercover*! Man will ja schließlich nicht als Weichei dastehen, das von einem erwachsenen Erziehungsberechtigten noch an die Hand genommen werden muss. Das heißt im Klartext: zu unchristlicher Zeit durch die Nacht fahren, zwei Blocks entfernt parken, dann zu Fuß anschleichen und vor dem Ort des Geschehens warten, bis der Herr Sohn sich lautstark von seiner Clique verabschiedet mit den markigen Worten: «Okay, Leute, ich pack's, muss noch zu 'ner anderen Fete!» Einziger Vorteil dieser Aktion: viel frische Luft und viel Zeit für eigene Gedanken!

Trick # 3: Rock 'n' Park

Die 17-jährige Tochter kann nicht mehr weiterleben ohne einen ganz bestimmten Rock. Und den gibt es nur in der Stadt, nur bei Zara und garantiert auch nur noch heute, als allerletztes Exemplar in ganz Zentraleuropa. Was bedeutet, dass sie sofort, umgehend und jetzt auf der Stelle hinmuss. Nun könnte man annehmen, mit einem 17 Jahre alten, vernunftbegabten Wesen kann man dahin gehend reden, dass es auch noch andere Röcke in anderen Shops ... – KANN MAN NICHT!!! Also verabreden wir uns in der Stadt, denn Vater kann es einrichten, sein Töchterchen auf dem Nachhauseweg in der City aufzupicken. Und, große Preisfrage, wird das klappen? NATÜRLICH NICHT! Denn Zara hat heute garantiert wegen Inventur geschlossen. Oder die S-Bahn-Fahrer streiken. Oder der Rock fällt zu klein/zu groß/zu hässlich/zu billig aus. Auf jeden Fall umrundet Papa kurz vor 17 Uhr zum elften Mal die unzugänglichste Ecke der Fußgängerzone, parkt dann im eingeschränkten Halteverbot, jagt mit irrem Blick erfolglos durch den Kleider-Shop (was auf einige Kundinnen wohl den Eindruck machte, als suche ein dicklicher Mädchenhändler nach einer seiner ausgebüxten Gefangenen!), spricht mindestens fünf verzweifelte Ansagen auf die Mailbox seiner Tochter und gibt dann auf bei einem grottenschlechten Latte macchiato für 6,20 Euro im Nepp-Italiener. Immerhin liegt das Espresso-Paradies so dicht bei meinem geparkten Auto, dass ich live miterleben darf, wie ein Knöllchen auf die Welt kommt – Geburtsort: direkt unter meinem Scheibenwischer. Das alles bringt Papas Blutdruck wieder mal nach oben und beweist, dass auch Herren im gesetzten Alter mit Stress umgehen können. Und die Tochter? Die hatte vor einer Stunde zufällig eine Freundin getroffen, die Röcke hasst und diese Einstellung auch «supertoll rüberbringen kann». Außerdem hatte sie als It-Girl eine «geile Hose» an, die es in einem «krassen Shop» am anderen Ende der Stadt geben soll. Angeblich nur noch ein einziges Exemplar … Meine Tochter hat sich schon erkundigt, ob ich morgen rein zufällig wieder in der Stadt sein würde!

Immerhin beweisen diese Erlebnisse: Ich werde noch gebraucht. Alle wollen etwas von mir, und das versöhnt gewaltig.

Trost kommt übrigens auch aus Hollywood – der Schauspieler Johnny Depp ist auf meiner Seite! In einem Interview mit dem Branchendienst *Female First* träumte der Mime, der ja schon mit seiner kalorienreichen Rolle als *Charlie aus der Schokoladenfabrik* meine Bewunderung erweckte, vom Altwerden. «Ich möchte ein ganz klassischer alter Mann mit Bierbauch werden, auf meiner Terrasse in unserem Haus in Frankreich sitzen und in die Wiesen schauen», sagte er.

Johnny Depp mit Bierbauch! Schaut auf die Wiese und lässt es sich gut gehen! Eine schöne Vorstellung, die ich mir an ruhigen und beschaulichen Tagen schon erfüllt habe … auch wenn das Häuschen nicht mir gehört und der Blick nicht über die Camargue oder das restliche Südfrankreich streift.

In unserer kleinen Familie herrscht eine klare Arbeitsteilung: Meine Frau ist für das gute Aussehen zuständig, und ich habe den Job des Altwerdens übernommen. Freiwillig. Außerdem kann meine Frau da wirklich (noch?) nicht mitreden. Zugestanden, sie sieht das anders, aber sie sieht sowieso immer alles anders.

Drei kleine Beispiele hierzu:

- *Ich* finde, sie hat zwei hellwache, strahlende Augen, *sie* sieht im Spiegel nur Tränensäcke, Schlupflider und Krähenfuß-Falten in den Augenwinkeln.
- *Ich* entdecke ihre durchtrainierten Oberarme (die ja seit dem Auftauchen von Michelle Obama Pflichtprogramm bei Frauen geworden sind!), *sie* leidet unter angeblich hängenden Hautpartien an den Unterseiten.
- *Ich* mag die sanfte Mini-Wölbung ihrer Bauchdecke, *sie* spricht von «dringend drei Pfund abnehmen, ich werde fett!».

Komplimente dringen in solchen Momenten überhaupt nicht mehr durch. Außerdem muss ich bei diesen Themen verflucht wachsam sein, dass sich die Gesprächsrichtung nicht um 180 Grad dreht und meine Person urplötzlich im Mittelpunkt der Aufmerksamkeit steht, respektive mein Körper! Äußerst beliebt sind dann nämlich Statements wie:

«Sag mal, du könntest aber auch mal endlich etwas gegen deine Schlaffi-Arme tun!»

«Wann warst *du* denn das letzte Mal draußen?»

«Ist dir schon mal aufgefallen, dass du immer keuchst, wenn du in den zweiten Stock kommst?»

«Man kann Nachspeisen auch weglassen!»

«Also, *ich* weiß schon, warum du so aussiehst, wie du aussiehst!»

Wenn man einen Bauch hat, muss man lernen, mit solchen Sätzen zu leben. Oder man darf erst gar nicht heiraten. Von Freunden jedenfalls, von Nachbarn, guten Bekannten, lieben Kollegen, von den Lehrern meiner Kinder, vom heimischen Fußballtrainer, von der Prominenz in meinem Bekanntenkreis, vom Pächter der Pizzeria am Sportplatz, von der Metzgerin, von meinen diversen Auftraggebern, vom Briefträger oder von unseren Vermietern habe ich solche Sätze noch nie, in Klarschrift: N-I-E, zu hören bekommen! Gut, bei allen Genannten (bis auf einen, aber ich werde nicht verraten, wer!) handelt es sich um vornehme, zurückhaltende Menschen. Meine Frau ist auch vornehm-zurückhaltend – manchmal. Aber nicht, wenn es um mein Gewicht geht!

Wobei Frauen ja grundsätzlich mehr Angst vor dem Altern haben als wir Männer. Aber wer ist denn im hohen Alter meist gesünder, sportlicher und oft auch sogar noch am Leben? Exakt, Frauen. Ihre oft hysterische Angst vor dem Alter funktioniert meiner Ansicht nach nur über das Aussehen, als rasende Furcht vor verwelkender Schönheit und Verfall. Als ob sie sich noch aufheben wollten für das große Herzblatt-Super-Oldie-Festival, die rauschende Ü-80-Party mit anschließendem Heiratsmarkt im Sauerstoffzelt!

Über uns Männer hält sich ja hartnäckig das Gerücht, dass wir beim Altern in einen Zustand großer Gnade eintauchen würden. Die Gesichter alt gewordener Männer werden gerne als «Charakterköpfe» bezeichnet, die Gesichter nicht mehr ganz taufrischer Frauen dagegen als ... ja, als was eigentlich? Wir Männer haben dafür gar keinen Ausdruck, wir brauchen auch keinen. Es sind die Frauen selbst, die mit ihrem Aussehen hadern: *Sie* sprechen von fahler Haut, tiefen Falten, hängenden Lidern, erschlafften Partien und was sich sonst noch so auf der Mängelliste finden mag. Wir Männer tun das nicht! Ganz im Gegenteil, wir werden sogar daran gehindert, wenn wir unser weibliches Gegenüber charmanterweise jünger machen wollen, als es wirklich ist.

Ein kleines Beispiel. Der folgende Dialog mit meiner Frau ist nicht authentisch, aber wahrheitsgetreu nachempfunden. Da ich normalerweise keinen Schreibblock bereithalte, wenn wir uns beide im Bad tummeln, ist er als Gedächtnisprotokoll zu verstehen.

(Beide vor dem Spiegel.) «Muss ich abnehmen?»

«Du? Natürlich nicht!»

(Meine Frau versucht vergeblich, an ihrer Hüfte Haut mit Daumen und Zeigefinger zu greifen.) «Aber hier kneift es schon …»

«Wo?»

«Na hier!»

«Also Schatz, wenn ich *mir* jetzt dahin fassen würde, okay! Aber bei *dir*? Da ist doch nichts!»»

«Du nimmst mich nicht ernst!»

«Quatsch. Natürlich nehme ich dich ernst. Aber wo nix ist, muss auch nichts weg!»

(Ihre Hände wandern zum Hals, sie zwickt sich unterhalb des Kinns in die Haut.) «Und was ist hiermit? Das ist frisch. Das war vor ein paar Wochen noch nicht da!»

«Kein Wunder, wenn du auch den Kopf so extrem nach unten drückst …»

«Oh Mann, mit dir kann man aber auch nicht reden!»

«Kann man schon. Aber *du* redest dir da was ein!»

(Sie zieht die Haut an ihren Augenwinkeln nach außen.)

«Warum nur müssen in meiner Familie alle solche Tränensäcke haben?»

«Deine Familie? Na, hör mal, deine Mutter sieht doch klasse aus.»

«Ja, aber bei mir schlägt das jetzt mit den Tränensäcken voll durch.»

«…»

«Findest du also auch?»

«Ich habe doch gar nichts gesagt!»

«Aber gedacht! – Du findest mich nicht mehr schön, gib's zu!»

«Quatsch. Natürlich bist du schön!»

«Das sagst du jetzt nur so …»

«Nein, ich meine es ernst!»

«Ich muss trotzdem abnehmen – und du auch!»

Hinter Zwiegesprächen wie diesem verbirgt sich im Grundsatz nichts anderes als die Frage: Wie können eine Frau und ein Mann nebeneinander älter werden oder, um es brutal auszudrücken: gemeinsam alt werden? Besteht nicht die Gefahr, dass ein Partner den anderen überholt und abhängt? Wer fürchtet sich vor was und eventuell vor wem? Was bedroht uns wirklich?

Die Blicke meiner Frau auf meinen Bauch – mal verstohlen, mal offen – verraten mir, dass sie Angst hat. Um mich und meine Gesundheit. Und um ihre Zukunft. Sie fürchtet sich vor dem Zeitpunkt, wenn die Kinder aus dem Haus sind, das Berufsleben an den Nagel gehängt wurde und man zusammen so viel Zeit vor sich hat wie noch nie im Leben. Wie soll man mit einem Mann wandern gehen, der anstelle eines Rucksackes auf dem Rücken lieber einen Ranzen auf der Vorderseite trägt? Wie motiviert man eine Couchpotatoe, sich endlich dahin zu bequemen, wo die Kartoffeln wirklich blühen – auf Äckern, Wiesen, Weiden?

Und was wäre, wenn mich das völlig unverdiente Glück des bisher Gesunden plötzlich verließe und eine jener Krankheiten über mich käme, für die wir in Bayern so verharmlosende

Namen haben wie Herzkasperl (Infarkt), Schlagerl (Schlagan-fall) oder Boandlbruch (Knochenbruch)? Würde der Pflegefall D. dann auch noch locker über sich und seine kleine Welt rä-sonieren? Und wer pflegte ihn dann eigentlich, den auseinan-dergegangenen Herrn D. mit dem Bauch? Genau genommen macht mein Bauch meine Frau heute schon krank.

Um all diese Probleme zu lösen, haben wir in der Familie eine typisch deutsche Vorgehensweise gewählt: Es wurde spontan ein Krisenstab gebildet. Der Krisenstab, besetzt mit allen Mitgliedern unserer kleinen Zweckgemeinschaft, tagt als ständige Einrichtung alle 24 Stunden am Abendbrottisch und spielt sämtliche Szenarien für ein Überleben immer wieder von vorne durch. Im Lauf der Zeit entstand so unter der Überschrift «Papa soll 80 werden – aber ohne Bauch» ein Zwei-Punkte-Katalog, der dringend erforderliche Maßnah-men bis zum Jahr 2030 auflistet. Ursprünglich standen 15 kon-krete Maßnahmen auf dieser Liste (unter anderem sofortiger Entzug von Süßigkeiten zum Frühstück, ein Nutzungsgebot für Fahrräder bei Einkäufen, feste Gymnastikzeiten für den Haushaltsvorstand und Nacktfotos von allen zur Abschre-ckung an den Kühlschranktüren), aber nur zwei schafften es in die Beschlussfähigkeit. Hier also der mit absoluter Mehr-heit verabschiedete Zwei-Punkte-Plan:

1. DIE DIÄT

Nach wirklich enervierenden Diskussionen habe ich mir die Zusage abringen lassen, künftig pro neues Lebensjahr ein Kilogramm an Gewicht zu verlieren. Das bedeutet immerhin, dass ich mit exakt 83 Jahren mein absolutes Traumgewicht erreicht haben werde. Im Gegenzug haben sich meine Kinder und meine Frau verpflichtet, künftig auf abwertende Äußerungen und Kommentare zu verzichten, die geeignet sind, meine Integrität und Autorität zu verletzen. Insbesondere Lästereien über meinen Bauch sind damit ab sofort untersagt!

2. DAS PROJEKT «ALTENGLÜHEN»

Meine Frau und ich werden, wenn die Kinder dereinst das Weite gesucht und vermutlich auch gefunden haben, mit zwei oder drei befreundeten Paaren zusammenziehen. Diese autonome Alten-WG soll in einem großzügigen Wohnhaus etabliert werden, das – falls erforderlich – auch Platz für eine eigene Pflegekraft besitzt. Ziel ist es, dass sich jeder weitgehend selbst versorgt und die anderen, solange es eben geht. Die Begeisterung für das Projekt ist allgemein groß; bleibt nur zu hoffen, dass wir mit der Umsetzung genau so schnell zu Potte kommen wie bei der Namensgebung.

Dieses «Altenglühen» liegt uns wirklich am Herzen. Und es gewinnt von Jahr zu Jahr größere Bedeutung. Leben, wie man möchte, und so lange selbstbestimmt leben wie nur irgendwie möglich – das wäre die Erfüllung eines wirklich großen Traumes. Aber wie so oft im Leben, nichts klappt ohne Vorbereitung! Und die setzt vor allem bei mir an. Denn ich bin der Älteste, der Dickste und der Faulste der künftigen Alten-WG und damit offensichtlich auch der größte Risikofaktor. Was sich leicht überprüfen lässt: Die sechsköpfige Crew besteht aus fünf begnadeten Tennisspielern, begeisterten Bergwanderern und drahtigen Sportfreaks – und eben aus mir. «Mein gefährliches Leben als Risikofaktor» – auch das wäre eigentlich ein schöner, reißerischer Untertitel für dieses Buch gewesen.

Der langjährige ARD-Korrespondent, Reporter und Moderator Sven Kuntze zeigte im April 2008 eine interessante Reportage im Ersten. Unter dem Titel *Alt sein auf Probe* war Kuntze, Jahrgang 1942 und frischgebackener TV-Pensionär, für sieben Wochen freiwillig in ein Altenheim gezogen. Er und sein Kamerateam begegneten dort vielen recht fidelen älteren Herrschaften, die alle ein und das gleiche Schicksal verband, nämlich gähnende Langeweile. Wie sollte es auch anders sein, wenn Dutzende von Menschen jenseits von allem anderen und allen anderen ihre Tage verbringen?

Gut, es gab einen Tanzkurs, und der Reporter konnte seine wirklich pfiffige Seniorenpartnerin auch schon mal sehr unterhaltsam beflirten. Aber ansonsten herrschte tote Hose im Heim. Die Reportage, für die Sven Kuntze im Selbstversuch auch andere Einrichtungen und Projekte der Altenpflege aufsuchte, wurde mit dem *Deutschen Fernsehpreis* ausgezeichnet. Gesehen hatten sie bei der Ausstrahlung allerdings nicht sehr viele Menschen. Warum? Weil das Thema Alter, bei allem guten Willen, einfach abtörnt! Und das eigene Altwerden erst recht.

Wie gut, dass dieser Prozess des Altwerdens heute viel später einsetzt als früher. Und dass Senioren somit wesentlich länger aktiv und fit sind als je zuvor. Das Paradoxon der Verjüngung einer Gesellschaft durch immer älter werdende Menschen ist, zugegeben, keine große Neuigkeit oder sensationelle Entdeckung meinerseits! Die Einzigen, die das allerdings noch nicht so richtig mitbekommen haben, sind die Fernsehschaffenden. Im TV-Mikrokosmos, der die Quote für eine Heilslehre erachtet und Marktanteile als Gottheit verehrt, wird stur an der veralteten Zielgruppen-Definition 14 bis 49 Jahre festgehalten. Und so lässt man ganze Heerscharen von potenten und einflussreichen Zuschauern jenseits der 50 einfach unter den Tisch fallen. Ein Effekt, der mir übrigens exakt an meinem 50. Geburtstag besonders schmerzlich aufgefallen ist. Seitdem empfinde ich meine Mitarbeit als Autor und Coach am Gesamtkunstwerk Fernsehen ein wenig wie den Auftrag an einen Untoten, der seine schaurig-zittrige Hand immer wieder aus dem Zielgruppen-Grab reckt.

Da sind wir doch gerade rein zufällig beim Thema Jugendwahn gelandet, nicht wahr? Aber gibt es den denn wirklich, den Jugendwahn? Oder ist er nur eine demagogische Behauptung, die durch ständige Wiederholung auch nicht lebendiger wird? Mein Bauchgefühl sagt mir: «So viel Jugend wie heute war lange nicht.» Aber mein Kopf hält dagegen: «Reingefallen! Das glaubst du nur, weil du eben selber älter wirst!»

Klar fällt einem mit zunehmendem Alter auf, dass plötzlich 32-jährige Hochschulprofessoren aus dem Radio zu einem sprechen; dass sich Investmentbanker nach einem gehörigen Imageschaden, aber finanziell saniert, mit gerade einmal 40 Jahren zur Ruhe setzen; dass sich inzwischen jedes Jahr rund 250 000 Männer unters Messer von Schönheitsoperateuren legen oder Spritzen setzen lassen, Tendenz steigend; und dass die eigene Tochter mit 17 schon mehr Praktika und Auslandserfahrung auf dem Buckel hat als ihr alter Herr. Aber ist das Jugendwahn? Weil es in den Medien nur so wimmelt vor *young & trendy & geil & stylish & mega & & crazy, alles porno oder was?!* – mal Hand aufs noch pochende Herz: War das nicht immer so, nur anders?

Was allerdings für junge Leute gar nicht geht, sind Menschen mit Bauch. Sie begreifen einen Wanst als eine Art Geschwulst, die man unbedingt wegoperieren muss. Wobei jeder siebte Jugendliche wiederum Verständnis aufbringen dürfte, denn 14,5 Prozent aller Deutschen unter 17 sind laut einer Studie des Robert-Koch-Instituts zu dick oder sogar adipös. Sie alle stehen in der Gefahr, gesellschaftlich schon *out* zu sein, bevor sie jemals *in* sein konnten. Denn nur eines ist schlimmer, als dick und jung zu sein: dick und alt zu sein. Aber am allerschlimmsten sind ...

!! EILMELDUNG !!

Wir unterbrechen diesen Text für eine wichtige Nachricht.

Endlich ist es bewiesen: Die Dicken sind an allem schuld! Unter der Überschrift «Fette Menschen verursachen Klima-Desaster» wird gerade gemeldet:

Englische Wissenschaftler haben einen neuen Schuldigen dafür ausgemacht: die Fetten! Weil Dicke so viel essen, steige die Nahrungsproduktion und damit der Ausstoß an Kohlendioxid (CO_2), so die These.

Damit nicht genug: Übergewichtige Menschen würden auch lieber mit dem Auto fahren, statt sich aktiv zu bewegen. Somit werde die Erderwärmung zusätzlich angeheizt, glauben die Wissenschaftler.

Dr. Phil Edwards von der *London School of Hygiene and Tropical Medicine* erklärt das in der Londoner Zeitung *The Sun* mit den Worten: «Ein schwergewichtiger Körper ist wie eine Benzinschleuder.» Jeder Dicke sei für den zusätzlichen Ausstoß einer weiteren Tonne klimaschädlicher Gase verantwortlich, verglichen mit einem dünnen Menschen.

(Aus: BILD-Zeitung, 21. April 2009)

Jetzt ist es raus: Schmelzende Polkappen, Versteppung und aussterbende Tierarten, Überschwemmungen in Bangladesch und Tornados in Kentucky – und wer hat's erfunden? Die Dicken! Wir Dicken sind schuld. Ja, noch schlimmer: Ich ganz alleine bin schuld! Weil ich abends noch an meinen Kühlschrank gehe und all das in mich hineinstopfe, was ich zuvor kartonweise aus dem Discounter geschleppt und nach Hause gebracht habe. Mit meinem Auto natürlich. Und dann noch die armen Kühe und Kälber, die nur wegen mir auf der Weide stehen und ihre Methangase mitten ins Ozonloch pupsen. Grässliche Vorstellung! Obwohl, es geht noch schlimmer. In meinen schlimmsten Albträumen stehe ich nachts einsam und verlassen als gewaltige Benzinschleuder am offenen Fenster unseres Schlafzimmers und puste so lange schädliche Abgase ins Alpenvorland, bis ich meine Tonne voll habe … auch nicht gerade erhebend!

Was wird jetzt passieren? Werden bei uns im Dorf die Dünnen gegen uns Dicke ein Haberfeld-Treiben veranstalten, also eine Art Gerichtsritual, bei dem das Opfer in Spottversen abgemahnt wird? Werde ich als anerkannte Benzinschleuder überhaupt noch Sprit an der Tankstelle bekommen? Und wie wird unser Energieversorger reagieren: Wird er mir die Tonne schädlicher Abgase nachträglich in Rechnung stellen? Es sieht schlecht aus mit meiner und unser aller Zukunft. Denn irgendwann werden Forscher aus Argentinien oder Kirgistan oder vom Mond aus die Nahrungsmittelkrise der Welt untersuchen und feststellen, dass wir Dicken den Dünnen alles wegfressen. Offene Kämpfe um die letzten genießbaren Algen werden ausbrechen. Ich persönlich werde dann bereits in die USA ausgewandert sein, wo es ja bekanntlich die dicksten

Dicken gibt. Und die Möglichkeit, die wahren Schuldigen für diesen Zustand zu verklagen! Jene Restaurants, Frittenbuden, Supermärkte und Autobahnraststätten, die ich vorzugsweise aufsuche, sollten sich also am besten schon mal nach einem guten Anwalt umsehen!

Aber was kann ich, was soll ich heute schon tun, außer älter zu werden? Konkrete Antworten hierauf kommen von meiner Frau: «Abnehmen – bewegen und Sport treiben – zum Arzt gehen und checken lassen!» Sie hat ja so recht. – Es sieht ganz so aus, als ob ich mich in Zukunft wirklich gewaltig ändern und vielleicht sogar neu erfinden müsste. Aber bevor es dazu kommt, hätte ich noch einige Anmerkungen zu den drei Empfehlungen. Am besten schön der Reihe nach:

PUNKT 1 – ABNEHMEN

Dazu ist auf den vorangegangenen Seiten viel, wenn nicht schon alles gesagt worden. Deshalb soll jetzt Malcolm Flemyng, Doktor der Arzneiwissenschaft und Mitglied der Königlichen Medizinischen Gesellschaft in London, zu Wort kommen. Flemyng, der in der ersten Hälfte des 18. Jahrhunderts lebte, outete sich als Anhänger der «Theorie von der schlaffen Haut», die der römische Arzt Celsus im 1. Jahrhundert n. Chr. entwickelt hatte. Neben den exogenen Faktoren Überernährung und Bewegungsmangel für Bäuche aller Art galt ihm die schlaffe Haut als wahre Neuentdeckung. Der Londoner Mediziner schrieb diese Sichtweise fort mit folgenden Worten:

«Obwohl ein gefräßiger Magen eine Ursache der Dickleibigkeit ist, so ist sie doch nicht die einzelne, und öfters nicht einmal die Conditio, sine qua non davon. Zweytens ein zu schlapes Geweb der höhligten, oder fetten membran, wie wir schon gemeldet haben, wodurch die Hählgen oder Bläßgen einer gar zu leichten Ausdehnung unterworfen sind, und deswegen eine zu große Menge Fett aufnehmen, und behalten» (zitiert nach Sabine Merta, *Wege und Irrwege zum modernen Schlankheitskult. Studien zur Geschichte des Alltags*, Band 22, Franz Steiner Verlag, Stuttgart).

Da haben wir es: Dickleibigkeit ist nicht ausschließlich eine Folge von Unbeherrschtheit und Faulheit, sondern meine Haut und mein Gewebe sind schuld mit ihren verfluchten dehnbaren Höhlen und Bläschen!

Malcolm Flemyng hatte übrigens noch einen super Tipp parat für alle, die auf die Schnelle abnehmen wollten: Täglich etwas Seife in Wasser auflösen, trinken – und schon wird das Fett aus dem Körper geschwemmt. Einziger, aber beachtenswerter Nachteil: der Geschmack.

PUNKT 2 – BEWEGEN UND SPORT TREIBEN

Muss es denn wirklich zum Äußersten kommen! Es heißt doch immer: Der Körper weiß, was ihm gut tut. Und wenn ich die Signale meines Körpers richtig deute, dann schätzt er es gar nicht, wenn ich den angefutterten Rettungsring rund um die Hüften in unnötige Vibrationen versetze. Oder meinem Bauch ein klaustrophobisches Erlebnis verschaffe, nur weil ich mir einbilde, ich müsste unbedingt ein paar Kniebeugen machen.

Nein, mein Körper und ich, wir haben uns auf die Formel von der friedlichen Koexistenz verständigt:

- Ich quäle ihn nicht mit sportlichen Herausforderungen und überflüssigen Aktivitäten, und er meldet sich nur im Notfall zu Wort.
- Ich verschone ihn mit seinem eigenen Anblick, indem ich Spiegel, Glasfronten und Schaufensterscheiben umgehe, er bedankt sich mit großem Engagement und ständiger Einsatzbereitschaft, vor allem bei der Nahrungsaufnahme.
- Ich verhindere, dass schlecht über ihn gesprochen wird, und er sorgt dafür, dass mir keiner zu nahe tritt.
  Eigentlich die perfekte Symbiose, finden Sie nicht auch?

PUNKT 3 – ZUM ARZT GEHEN UND CHECKEN LASSEN

Nein, ich habe keine Vorurteile gegen Ärzte! Woher denn? Ich bin sogar mit einigen Vertretern dieses Berufsstandes befreundet. Trotzdem sehe ich sie lieber auf Grillfesten und Geburtstagsfeiern als in ihren Praxen. Warum? Weil Ärzte dafür da sind, kranken Menschen zu helfen. Und ich bin nicht krank.

Gängiger Einwand: Ja, aber Ärzte wollen auch helfen, dass du erst gar nicht krank wirst! – Ach ja? Habe ich das nicht ganz gut alleine hingekriegt die letzten 50, 60 Jahre? Gut, ein paar Ausnahmen gab es: Mein Zahnarzt hat dafür gesorgt, dass ich Ihnen, werter Leser, auf der hinteren Klappe dieses Buches rein optisch noch einigermaßen erträglich erscheine – im Gegensatz zum Ex-Zustand von RTL-II-Kandidatin

Daniela (siehe Seite 210). Und den Medizinern des Kreiskrankenhauses in L. bin ich wirklich dankbar, dass sie mir, dem 14-jährigen Internatsschüler, den Blinddarm ersatzlos herausgenommen und nichts vom OP-Besteck unter der Bauchdecke vergessen haben. Aber sonst?

Meine Frau sieht mich gerade strafend an. Sie will ganz offensichtlich nicht warten, bis ich das Ende dieses Kapitels erreicht habe, damit sie endlich Gelegenheit hat, mir meinen fahrlässigen Umgang mit den Themen Vorsorge und Vorbeugung um die Ohren zu pfeffern. Aber ich lasse sie jetzt nicht ran – noch nicht! Erst muss noch eines klargestellt werden: Männer, geht zur Vorsorgeuntersuchung! Lasst euch gründlich checken! Und dann geht wieder heim und hütet euch davor, jeden kleinen Messwert, jede kleinste Irritation zum Anlass zu nehmen, euch sofort krank zu fühlen. Solange es nur zwickt und zwackt, geht das Leben weiter. Und falls es anders kommt, hätte Jammern im Vorfeld auch nichts gebracht.

Spätestens jetzt ist der Punkt gekommen, wo es mir entgegenschallen wird: Mann, du hast es aber auch nicht anders verdient! Hat einen Bauch und geht so fahrlässig mit seinem Übergewicht um! – Absolut richtig. Aber wir wollen ehrlich bleiben. Tatsache ist, dass die Krankheitsrate und Mortalitätsquote von Übergewichtigen nicht eklatant abweicht von der so genannter Normalgewichtiger. Richtig gefährlich wird es erst, wenn Rauchen, Trinken oder der Jo-Jo-Effekt durch ständiges Ab- und Zunehmen dazukommen.

Neueste Untersuchungen gehen sogar davon aus, dass leichtes Übergewicht (ich liebe diesen Ausdruck!) die Lebenserwartung erhöht. Ich darf das noch einmal wiederholen, auch für meine Frau, die immer noch neben mir steht und mittlerweile jedes von mir geschriebene Wort einzeln missbilligt: «Leichtes Übergewicht erhöht die Lebenserwartung.»

Bevor jetzt rings um mich totale Verzweiflung ausbricht, möchte ich – auch weil wir uns unweigerlich dem Ende nähern – kurz noch ein Bekenntnis ablegen. Ich sehe meinen Bauch wirklich als vorübergehenden Zustand an. Gut, dieses «vorübergehend» währt inzwischen schon knapp 30 Jährchen. Dennoch, irgendwann wird er weg sein. Garantiert.

Und es wird der Tag kommen, an dem Ihre Enkelin, lieber Leser, vor Ihrem Bücherregal stehen wird, dort ein verstaubtes Exemplar mit einem dicken Männerbauch in viel zu engem rosa Hemd auf dem Titel entdeckt und fragt: «Was ist das denn?»

Und Sie werden antworten: «Das nennt man ‹Buch›, mein Liebling. Das ist aus Papier gemacht, und früher gab es Zigtausende davon! Du musst dir das ein bisschen so vorstellen wie dein pinkfarbenes Barbie-E-Book!»

Ihre Enkelin wird «Häh? Versteh ich nicht!» sagen und «Wovon redet der?» denken, aber trotzdem weiterbohren: «Und was hat der dicke Onkel da drauf zu suchen?»

Unter Umständen werden Sie sich entfernt erinnern, was Inhalt des Buches war: «Och, das ist der Autor von dem Buch. Der wollte nur erzählen, wie das so ist mit einem Bauch. Aber heute hat der bestimmt keinen mehr!»

Und genau so wird es sein!

Wetten wir?

Kommentar der Ehefrau

«Der Blick meiner Frau verrät mir, dass sie Angst hat. Sie fürchtet sich vor dem Zeitpunkt, wenn die Kinder aus dem Haus sind, das Berufsleben an den Nagel gehängt wurde und man zusammen so viel Zeit vor sich hat wie noch nie im Leben» – das sind mal wahre Sätze. Schon meine Mutter hat immer gesagt: Heirate nie einen älteren Mann. Sie weiß, wovon sie spricht.

Ich habe auch Freundinnen mit älteren Männern, die sich große Mühe geben, für ihre Frauen jung zu bleiben, aber realitätsnahe Betrachtungen ergeben: Das hält nicht lange vor. Irgendwann sind sie alt und die Frauen immer noch jung.

Gut, bei uns sind es nur zehn Jahre, eine Trennung, gar Scheidung wegen des zunehmend spürbaren Altersunterschieds wäre mit vielen Nachteilen verbunden. Junge, gut aussehende Männer auf der Suche nach einer Ehe mit einer Frau mittleren Alters laufen nicht in Legionsstärke herum, und ein wenig Anstand hat man ja doch auch: In guten wie in schlechten Tagen, hat es ja mal geheißen. Aber dass es so viele schlechte sein müssen …

Nein, im Ernst: Ich habe da einen Plan. Wenn mein Gatte nicht mehr schreibt und ich langsam, sehr langsam etwas älter und genügsamer werde, dann ändere ich sein Leben. Ich lehre ihn, die Berge und die Natur und die Bewegung und fremde Länder und Abenteuer zu lieben, und unser gemeinsames Alter wird ganz, ganz toll. Meine Mutter sagt, das habe sie auch immer versucht. Vergeblich. Aber mit meinem Mann wird alles anders.